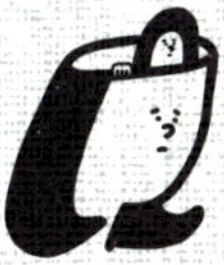

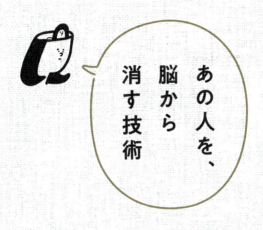

あの人を、脳から消す技術

脳神経外科医
菅原道仁

SUNMARK
PUBLISHING

「敵のため火を吹く怒りも、
加熱しすぎては自分が火傷する」

――シェイクスピア

はじめにのはじめに

たとえば「大嫌いなあの人」や「とても苦手なあの人」がいたとします。
〝あの人〟が目の前にいるときだけじゃなくて、
離れているときも、夜寝ようとするときも
四六時中、頭の中に住みついてる。

こうなると、なんとかしてあの人を排除したい。
あの人の悪いところを思い浮かべたり、
貶《おとし》める方法を考えたり、
「あの人包囲網」を作るために
周囲の人を仲間に引き込もうとしたり。
で、あるときふと思うんです。

「モシカシテ、ワタシッテ、イヤナヤツ？」

このままあの人と一緒にいると、
自分のことまで嫌いになっちゃいそう……。
そんな惨《みじ》めな気持ちになることが一度でもあるのなら、
あの人のそばからは離れたほうがいい。
相手がたとえ親や夫や妻や友人や上司や恩師や後輩であったとしても。
自分の心をすり減らしてまで、一緒にいる必要はないと思うから。

でも、そうは言っても、
物理的にあの人から離れるのは難しいことも多いですよね。
であれば、せめてあの人が目の前にいないときくらいは、
脳から消してしまえばいいと思うんですね。
もう〝いないもの〟として扱っちゃう。

脳の仕組みを理解すれば、それは可能なんですよ。

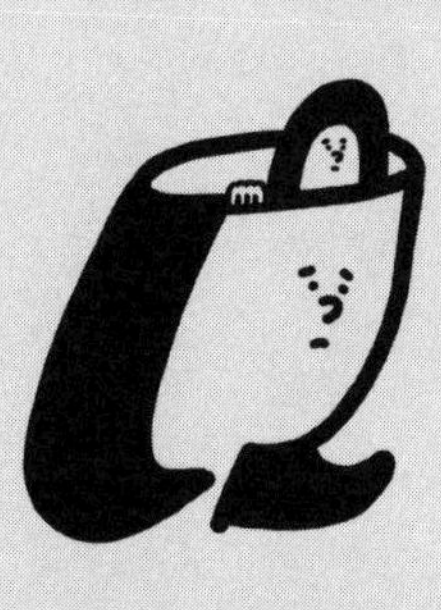

はじめに

脳は「嫌いな人」を「重要な人」と判断する

「あの人」に苦しめられる人たち

「先生、私、あの人のことを考えるだけで具合が悪くなるんです」

私のクリニックにいらっしゃる患者さんの中には、診察室でそう打ち明ける方がいます。私は普段、脳神経外科医として頭痛やめまい、不眠、もの忘れの診察をすることが多いのですが、検査をしても脳に異常は認められないケースも多くあります。

外来の診察では、患者さんから次のようなプライベートの悩みを聞くことがあります。

「すごく苦手な上司がいたのですが、やっと私が部署を異動できることになり、喜んでいたんです。そうしたらその数か月後に、その上司が私を追うように同じ部署に異動してきたんですよ。もう憂鬱で憂鬱で……」

「戸建てに住んでいるのですが、週末になると隣のお宅の庭から煙が流れてくるんです。ご主人はバーベキューが趣味のようで、毎週末、人を集めてあれこれ焼いているようで……。それから木の枝がうちの庭に入ってきているのも嫌なんです。でも、ご主人に言うと角が立ちそうで悩んでいます」

このように頭痛やめまい、不眠の症状で来院される患者さんの中には、実は「ある特定の人」のことを考えすぎて体調を崩されている方が驚くほど多くいます。

検査をしても特に異常は見つからないけれど、確かに症状は実在する。

そんなケースに、私たち脳神経外科医はよく遭遇します。

たとえば、ある40代の女性は、新しい部署に異動してきた上司のことを考えると激しい頭痛に襲われると言います。

「私、仕事自体は好きなんです。でも、朝からあの人の顔を見ると、一日中緊張が解けなくて……。些細《ささい》なミスを見つけては叱責するんです。メールの一文字の間違いでさえ、会議のときに名指しで非難されます。先生、最近は日曜の夜になると、明日あの人に会うと思うだけで吐き気がするんです」

また、30代前半の男性会社員は、「朝、会社に行く途中で後輩の顔を思い浮かべただけで、頭がズキンズキンと痛くなる」と訴えました。

「同じチームの後輩なんですが、自分の失敗を他人のせいにする人で。僕が彼の指導係なので、なんとかしなければと思うんです。でも、彼は僕の助言をまったく聞きません。むしろ陰で、『あんな指示では仕事ができない』『先輩なのに全然わかってない』と言いふらしています。同じフロアの他部署の人から『あの後輩さん、○○さんのこと、結構きついこと言ってましたよ』と教えてもらうことも」

彼の話はまだまだ続きます。

「最初は『まだ若いから』と思っていたのですが、徐々にチーム内の空気も悪くなってきまして……。今では、他のメンバーに指導するのも躊躇してしまいます。毎朝、エレベーターで彼と一緒になるのが嫌で、わざわざ30分早く出勤するようになりました。先生、頭が痛いのは単なるストレスでしょうか？　頭痛薬を飲んでも治らなくて……」

家庭の中にストレスの原因がある場合も少なくありません。ある28歳の女性は、母親との関係に悩んでいました。

「母は週に2回は必ず家に来て、私の家事や育児の仕方に文句をつけていきます。『あなたの子育ては間違ってる』『私の時代はこうだった』。玄関のチャイムが鳴るたびに血圧が上がる感じがします。夫は『もう無視すればいい』と言いますが、やっぱり実の母なのでそうもいきません。最近は、悔しくて子どもの前でも涙が出てきてしまって」

また、42歳の男性は、結婚10年目にして妻との関係に行き詰まりを感じていました。

「私が何を言っても妻は『はぁ？』という表情をします。『あなたの稼ぎが少ないから生活が不安』『周りの夫たちはもっとがんばってる』という言葉を、まるで口癖のように使います。家に帰るのが嫌で仕方ありません。玄関を開けるときの緊張感に、もう耐えられなくて……」

離れたくても、離れられない

確かに、私たちの人生には、

「できれば関わりたくない人」

が一人や二人は存在します。パワハラ上司、生意気な後輩、困った同僚、気難しい義父母、批判的な親、心が通わない配偶者。そういった人々との関係に悩む時間は、私たちの人生の中で決して少なくありません。

気づくと、**脳の中に「あの人」が住みついて支配されてしまっている**ことすらあります。

「できれば離れたいのに、離れられない」

現代社会において、嫌な人との関係を完全に断ち切ることは、とても難しい選択肢です。会社を辞める。

転職する。

引っ越す。

離婚する。

もちろん、これらもひとつの解決策かもしれません。「つらいときは逃げたほうがいい」というアドバイスもしばしば聞きます。しかし、人間関係で悩むたびにそのような大きな決断をすることは、現実的には難しいでしょう。「あの人」が身近な存在なら、なおさらです。

では、一体どうすればいいのでしょうか？

あの人を「危険人物扱い」する扁桃体

「あの人」を目の前から物理的に消すことは難しい。

であれば、**脳の中から消してしまえばいいのです。**

「脳から、あの人を消す」――実は、脳科学的なアプローチでそれは可能です。

「えっ、本当にそんなことができるんですか?」

はい、できます。より正確に言えば、**「あの人の存在があなたの脳に与える影響を最小限に抑える」**ということです。その鍵を握っているのが、私たちの脳の中にある**「扁桃《へんとう》体《たい》」**という部分です。

私は脳神経外科医として、30年以上にわたって「人の脳」を見つめてきました。手術で直接的に脳に触れることもあれば、最新の画像診断装置を使って脳の状態を観察することもあります。

その中で興味深いのは、この扁桃体の働きでした。

扁桃体は「感情の中枢」とも呼ばれ、特に恐怖や不安、怒りといった感情を処理する重要な役割を担っています。

たとえば、先ほどの患者さんたちの症状——頭痛、胃痛、不眠、吐き気。これらはすべて、扁桃体が「あの人」を危険な存在として認識し、過剰に反応することで引き起こされているのです。

つまり、あなたが「あの人」のことを考えるだけで具合が悪くなってしまうのは、**扁桃体があなたを「守ろう」として活発に働きすぎているからです**。良かれと思って出している警戒信号が、かえってあなたを苦しめている——そんな状態だと言えるでしょう。


しかし、朗報があります。

私たちの脳には「扁桃体の過剰な反応を抑える」ための素晴らしい機能も備わっているのです。

ただし、その機能は自然に働くのを待っているだけでは、十分な効果を発揮できません。意識的に、科学的に、この機能を活用する必要があるのです。


実は、私自身もかつて扁桃体の暴走に悩まされた経験があります。

医師になってしばらく経った頃、担当する入院患者さんがつねに20～30人はいました。患者さんたちの状態は刻一刻と変わりますから、「今どうしてるかな？」とか「少し回復したかな」とそれぞれの患者さんのお顔を思い浮かべながら生きていくことになります。

それ自体は医師としては当然のことなのですが、一方で、困った状況にも陥りました。患者さんたちのことが〝必要以上〟に心配になりすぎて、四六時中その人たちの顔が頭から離れなくなってしまったのです。

夜眠る前も、朝起きた瞬間も、お昼にランチをしているときも頭からずっと離れない。最も困るのは、手術のときでした。

脳神経外科の手術というのは、とても繊細な作業です。ミリ単位で手術器具をコントロールしなければ、脳を傷つけてしまいます。目の前の患者さんに集中しなければならないそんな究極の状況下で、他の患者さんのことが頭をよぎらないようにするのが、とても大変でした。

しかも、そんなときに限ってプライベートのトラブルが起こるものです。それらを引きずらないよう、仕事に集中することに苦労しました。当時の私はこの状況を、

「集中力を鍛えるしかない」

と思い込んでいました。「医師として一人前になるためには、こういう試練を乗り越えなければならないのだろう」と。しかし今から思えば、それは扁桃体の過剰反応に振り回されていただけだったのです。

そんな中、私は画期的な発見をしました。

それは、脳神経外科医として扁桃体を研究する中で気づいた、**「扁桃体をコントロールする技術」**でした。

最初は、自分の研究対象である「脳」という臓器の特徴を、自分自身の悩みの解決に使えないかと考えただけでした。しかし、実践してみると、驚くほどの効果がありました。

たとえば、嫌な上司の声が聞こえてきても、扁桃体にその情報を

「重要ではない」

と認識させる方法を見つけました。また、不快な記憶が蘇ってきても、それを

「過去の無関係な出来事」

として扱う技術も習得しました。

そう、「脳から消す」というのは、決して魔法のような話ではありません。また、記憶を完全に消し去ることでもありません。それは、扁桃体の反応を「適切なレベル」にコントロールする技術なのです。

「あの人のことでそこまで悩まなくていいよ」
「起きたことは仕方ない。反省しすぎなくていいよ」

と感じられるように、自分の脳をコントロールし、自分を追い詰めないようにするわけです。これによって、**脳に住みついた「あの人」の存在を薄めていく**ことができます。

「重要ではない」と判断する訓練

具体的に説明しましょう。

私たちの脳は、日々膨大な量の情報を処理しています。

今この瞬間も、あなたの脳は様々な情報を受け取っているはずです。

部屋の温度、椅子の感触、遠くで聞こえる音、目に入る多様な物の形や色。

しかし、普段はそのほとんどを意識していませんよね。それらのすべてを意識してしまったら、あれこれ気になって仕方ありません。

では、なぜ意識せずにいられるのでしょうか？

それは、**扁桃体を含む感情の制御システムが、「重要な情報」と「そうでない情報」を自動的に振り分けているからです。**

重要でない情報は意識の中心から遠ざけ、重要な情報だけに意識が向くようにしているわけです。

「あの人」を脳から消すために、脳に備わっているこの機能を活用しようというのが、本書です。嫌いで、ストレスのかかる「あの人」に関する情報を、扁桃体が「重要ではない」と判断するよう、徐々に訓練していくのです。

その結果、**「あの人」は、あなたにとって「オフィスの空調の音」程度の存在になっていきます。**近くにいることはわかっていても、扁桃体が過剰に反応することはなく、あなたの心を乱すこともない。そんな状態を作り出すことができます。

実際、この方法を実践した人々から、次のような感想が寄せられています。

「以前は朝からあの人の顔を思い浮かべて憂鬱になっていましたが、今は『ああ、いるな』という程度の認識で済むようになりました」（32歳・女性会社員）

「電車で考え事をしていても、あの人のことで頭がいっぱいになることはなくなりました。扁桃体をコントロールする方法を知ってから、人生が変わりました」（45歳・男性公務員）

「夜中に目が覚めて、あの人との会話を思い出して後悔することがなくなりました。嫌な記憶が『ただの記憶』になったんですね」（38歳・女性経営者）

「あの人を脳から消す技術」は、あなたの扁桃体の使い方を最適化することで、より効率的に、より快適に生活するための助けになります。

この本では、そんな「扁桃体の上手な活用法」を、科学的な根拠とともに、わかりやすくお伝えしていきます。

30年以上の脳神経外科医としての経験と、自身の体験から編み出したこの方法が、あなたの人生をより豊かにする一助となれば、これ以上の喜びはありません。

「脳からあの人を消す」という新しい体験の旅に、一緒に出発しましょう。

菅原道仁

Contents

第2章

第4章　あの人が「いない脳」を作る　99

第5章　睡眠は「あの人」を消すチャンス　113

第7章　実践！困った「あの人」への対処法　159

第8章　人生で一番大切なことは何か？　173

エピローグ　あなたの心が晴れますように　185

第1章
あなたのモヤモヤの正体を知る

月曜の朝になると気が重い理由

「なぜだかわからないけど、今日は朝から憂鬱」
「この会議室に入ると、急に疲れる気がする」
「夜、寝ようとすると、あの人のことばかり考えてしまう」

誰にでもある、そんな何気ない違和感。特に夜、一人きりになる時間が要注意です。ベッドに入って、やっと一日が終わると思った瞬間、突然、昼間のやり取りを思い出してしまう——。

「あのとき、ああ言えば良かったかな」
「別の対応をすれば……」
「あの人、本当は私のことをどう思っているんだろう」

考えれば考えるほど、頭の中がグルグルと回り始めます。特定の誰かの顔や声が、まるでリピート再生されているように頭から離れなくなる。布団の中で何度も寝返りを打っても眠れなくて、スマートフォンを手に取ってみても気は紛れない。

気づけば、時計の針は深夜を指しています。

「明日は大事な会議があるのに」

「早く寝なきゃいけないのに」

そう思えば思うほど焦ってしまい、余計に眠れなくなる。そんな経験、ありませんか？

また、次のような経験にも心当たりがあるかもしれません。

・月曜日の朝、なぜか気が重い

・理由もなく、ある場所に行きたくない

・なんとなくやる気が出ない日がある

・カフェで打ち合わせをすると、なぜかすぐに帰りたくなる

・電車の中で、突然、嫌なことを思い出す

一見、これらに共通点はないように思えます。でも、**実はある「特定の誰か」が、あなたの脳の中に住みついているかもしれないのです。**それに気づいた瞬間から、「モヤモヤの正体」がはっきり見えてくることがあります。

そして、その人を「脳から消す」ことができれば、あなたの日常は大きく変わるはずです。

モヤモヤの原因は「生意気な後輩」

田中さん（35歳・男性・システムエンジニア）は、ある悩みを抱えていました。

「水曜日になると、決まって体調を崩すんです。頭が重くなって、仕事に集中できない。最初は単なる疲れかと思っていたのですが、不思議なことに水曜日だけなんです」

彼は勤務先の産業医から「ストレスが原因かもしれない」と言われ、日々の体調を記録することにしました。スマートフォンのメモ帳に、体調の良し悪しを簡単に書き留めていきます。

「食事や睡眠のとり方は普段と変わらないのに、なぜか水曜日だけ具合が悪い。これって、もしかして……」

記録をつけ始めて1か月が経ったある日、田中さんは重要な事実に気づきました。**水曜日は新入社員の村田くんとの定例ミーティングがある日だったのです。**

田中さんは、入社13年目のベテランシステムエンジニアです。後輩の指導には定評があり、彼が育てた部下の多くが現在、プロジェクトリーダーとして活躍しています。温厚な性格で、新人の失敗にも「誰でも最初はわからないものだよ」と優しく接する人柄でした。

「そういえば、村田くんのことで悩んでいたな……」

入社半年の村田くんは、名門大学院出身の新入社員でした。プログラミングの知識も豊富で、新しい技術にも精通している。学生時代から数々のプログラミングコンテストで受賞歴があり、技術力は新入社員としては飛び抜けていました。

しかし、その実績による自信からか、自分のやり方を曲げない頑固さがありました。田中さんの「チーム開発ではみんながわかりやすいコードを書くことが大切だよ」というアドバイスに対しても、「オレのコードのほうが処理速度が速いです」と反論してきます。

田中さんは、自分に言い聞かせるように、こう考えていました。

「上司と部下の関係にもいろいろある。村田くんは生意気なところもあるけれど、それが彼のエネルギーの強さでもあるし。自分も昔は生意気だったしな」

これまで田中さんは、若手のこだわりを適度に認めながら、徐々にチーム開発の作法を教えていく手法で成功してきました。しかし、村田くんに対してだけはその方法が通用しない。自分自身に強がってみせながらも、そんな状況へのストレスは日に日に大きくなっていきました。それはやがて体調の悪化にまで及んでしまいました。

「**水曜日の体調不良の原因が村田くんとの関係だとわかってから、不思議と気が楽になったんです。**それまでは、知らず知らずのうちに、村田くんのことで頭がいっぱいでした。休日でも『来週もまた会議がある。そのとき、また反論されるかもしれない』と、ふとした瞬間に彼のことを考えてしまっていました。まるで、僕の脳の中に村田くんが住みついているような状態で、すごく嫌でした」

原因がわからないモヤモヤに比べ、原因が特定できたストレスのほうが、対処がしやすいものです。田中さんは、これまで手帳にメモした体調の記録を見返しながら、村田くんとの関わり方を見直すことにしました。

「僕は『できる上司』『理解のある上司』であることに、こだわりすぎていたのかもしれません。村田くんの反論に、技術者としての自分のプライドが傷つけられていた。そのことに気づかないふりをしていただけだったんです」

これに気づいてから、田中さんは村田くんとの定例ミーティングの前に、必ず15分ほど余裕を持って会議室に入るようにしました。コーヒーを飲みながら、その日の議題を整理する時間に充《あ》てるためです。

「以前は、ミーティング中の言い合いを避けようとして、かえって中途半端な指示になっていました。でも今は、言うべきことは明確に伝え、譲れない部分はきちんと説明する。その代わり、村田くんの提案にも、これまで以上に耳を傾けるようになりました」

すると、少しずつですが変化が現れ始めます。

「先日、村田くんが『処理速度を保ちながら、チームの方針に沿ったコードに書き直してみました』と言ってきたんです。彼なりに歩み寄ろうとしてくれている。それがわかっただけでも、大きな進歩です。なんだか彼のことが可愛く思えてしまって（笑）」

そして、その後もっと重要な変化が起きました。

「気がついたんです。**最近、休日に村田くんのことを考えなくなっている。**水曜日のミーティングも、ただの週間業務のひとつになっていました。それまで頭の中でグルグル回っていた村田くんの存在が、まるで霧が晴れるように消えていったんです」

水曜日の頭痛も、いつの間にか解消されていました。

「体調の記録を取り始めて良かった。あのまま『気のせい』で済ませていたら、今も村田くんのことで頭がいっぱいだったはずです。今は、彼のことは仕事の時間内だけ考えればいい存在になりました。僕の脳から、やっと出ていってくれたんです」

「義母が来る」に悩まされて

家庭の中にモヤモヤの原因が潜んでいるケースもあります。

佐藤さん（43歳・女性・専業主婦）は、毎月決まって体調を崩していました。

「月の終わりになると、ズキンズキンと締めつけられるような頭痛がするんです。市販の頭痛薬を飲んでも、あまり効果がない。主人は『ストレス解消に趣味でも見つけたら？』と言うんですが……。それどころか状態はどんどん悪化してきていて、月末が近づくと、夜中に目が覚めてなかなか寝つけなくなることも増えてきました」

佐藤さんには、小学4年生の娘と2年生の息子がいます。子育ての傍ら、PTAの役員も引き受け、充実した毎日を送っているように見えました。

「友達からは『佐藤さんって、いつも完璧よね』って言われるんですが、実際は完璧とはほど遠くて。ここ1年くらい、なんだかずっと疲れているし、家事をしている最中もボーッとしてしまって……」

佐藤さんが体調の記録をつけ始めたのは、娘の塾の送り迎えの際、他のお母さんに勧められたからでした。**スマートフォンのカレンダーに、その日の体調と出来事を簡単にメモするようにしました。**

たったそれだけのことでしたが、それを始めてからあることに気がつきました。

彼女が記録を見返してみると、頭痛が起きるのは決まって、毎月第4土曜日の前後でした。そして、その日は、

「義母が泊まりに来る日だったんです」

佐藤さんの義母・美智子さん（68歳）は、30年以上にわたって地元で料理教室を主宰してきた人物です。几帳面な性格で、包丁さばきから掃除の手順まで、すべてが完璧。結婚

当初から、佐藤さんは義母の手際の良さに憧れを抱いていました。

「お義母さんの作るおせち料理は、まるで広告写真のよう。大晦日の夜中まで煮物の味を調えて、それでも朝一番に床を磨いているような人です。私なんて、おせちはデパ地下に頼ってしまうのに……」

佐藤さんは、結婚前は保育士をしていました。子どもたちと遊ぶのが得意で、今でも息子の同級生たちに「おはなし会」を開いているほど。でも、家事については、いつも自信が持てません。

「お味噌汁は毎日作らないの？」
「子どもの勉強机、もっと整理したほうがいいわよ」
「冷蔵庫の中が荒れてるわね。賞味期限は週一でチェックしないと」

義母の言葉の一つひとつは正しいものの、それを言われるたびに佐藤さんは憂鬱な気持ちになりました。

義母の美智子さんは、息子夫婦を想う気持ちから、毎月の訪問を欠かしません。泊まりがけで来ては、冷凍食品を手作りに置き換えたり、キッチンの収納を整理したり。

息子想いで面倒見の良い性格は、近所でも評判です。

「先日も、私の作った味噌汁を飲んで、『もう少し出汁をしっかりとったほうがいいわね』って。そのあと、わざわざ出汁のとり方を教えてくれて……。きっと、良かれと思って言ってくれているんですよね。でも、**気がつくと私、お義母さんが来る数日前から、家の中を片付けたり、献立を考えたり。**前日の夜は『明日は何を指摘されるかな』『冷蔵庫、もう一度チェックしなきゃ』と考えて、眠れなくなっていたんです」

相手を変えようとしない

実は、佐藤さんは義母のことが嫌いなわけではありません。むしろ、その完璧な家事ぶりを心から尊敬していたほどです。

子どもたちも「おばあちゃんのごはんが大好き!」と、毎月の訪問を楽しみにしています。

「でも、記録をつけ始めてからわかったんです。知らず知らずのうちに、お義母さんの影が私の頭の中にずっといたんだって。**家事をしているときも、『これ、お義母さんだったらどうするかな』って考えてしまう。**そうやって、毎日の生活の中にお義母さんが住みついていたんです」

システムエンジニアの田中さんと同じように、佐藤さんも記録をつけ始めてから少しずつ変化が現れ始めました。

まず、義母の訪問の前日には、意識的にリラックスする時間を作るようにしました。好きな音楽を聴いたり、子どもたちと公園に行ったり。**完璧を目指すのではなく、自分のペースを保つことを心がけたのです。**

「不思議なんです。お義母さんの存在を意識しすぎていた自分に気づいてからは、少しずつですが、頭の中からお義母さんの姿が薄れていくような感覚があって。『これはこれで良いのよね』って、自分に言い聞かせられるようになりました」

実際、義母の言動は以前と変わっていません。変わったのは、佐藤さんの受け止め方でした。

「今では、お義母さんの意見は意見として聞き、取り入れられるものは取り入れる。でも、それ以外のことで悩まなくなりました。何より、夜眠れないほど考え込まなくなった。お義母さんの存在が、私の頭の中から**『ちょうどいい距離』**に移動したような感じです」

このように、私たちの頭の中に住みついている「あの人」の存在に気づくためには、何らかの「記録」が役立つことがあります。そこで次は、そのための具体的な方法についてお話ししていきましょう。

手帳やカレンダーに調子を書き込む

記録と言っても、特別な道具を買う必要はありません。実際、記録を続けた方々の多くは、身近にあるものを活用していました。

たとえば、システムエンジニアの田中さんは「**手帳**」を使いました。

「仕事で使っている手帳のスケジュール欄の隅に小さな印をつけるだけ。会議の最中でも、さりげなくチェックできるんです。誰にも気づかれませんでした。それに、毎日必ず開く手帳だから、つい記入するのを忘れても、あとから『あの日どうだったかな』と振り返って書き込めました」

一方、専業主婦の佐藤さんは、キッチンの「**壁掛けカレンダー**」を活用しました。

「最初は家族に見られるのが気になって。でも、日付の隅に『○』『△』『×』を小さく書くだけにしたんです。子どもたちには『ママの元気マーク』って説明して。むしろ、小学生の子どもたちが『今日のママは○だね!』って言ってくれたり。それが、逆に自分の調子を客観的に見るきっかけになりました」

また、以前から「**日記**」をつける習慣のある鈴木さん(28歳・女性)は、こう語ります。

「私の日記は、特に形式もなく、その日に感じたことを自由に書き留めるタイプ。でも、不思議なことに、ある特定の人の名前が頻繁に登場することに気づいたんです。しかも、その人の話題のあとは、決まって『眠れなかった』『胃が痛くなった』というマイナスな記述が……。自分でもびっくりしました」

このように、記録をつけ始めると思わぬ発見があるものです。
特に以下のようなパターンに気づいたら、要注意かもしれません。

・ある特定の曜日、または月の特定の時期に体調が悪化する
・特定の相手との予定の前後で気分が落ち込む
・誰かと会う前日から、なんとなく落ち着かない
・特定の場所に行く日は、必ず調子が悪い
・夜、特定の人のことばかり考えている

こういった反応には、私たちの脳の特殊な部分が関係しています。それが「扁桃体」と呼ばれる部分です。

扁桃体は感情や記憶を処理する場所で、特に「この人は要注意」という情報を記録するのを得意としています。私たちが誰かのことを「気にしすぎる」のも、この扁桃体が活発に働きすぎているからなのです。

この扁桃体が、あなたの脳の中で「過剰反応」をしていないか、チェックリストで確認することができます。

次のページに「扁桃体の過剰反応チェックリスト」を掲載しましたので、チェックしてみてください。

扁桃体の過剰反応チェックリスト

以下の10項目について、当てはまるものにチェック（☑）をつけてください。

- □その人の声が聞こえると、無意識に話し方や態度が変わってしまう
- □顔を見かけただけで、なんとなく疲れたような気持ちになる
- □夜、布団に入ってからその人との会話を思い出して考え込んでしまう
- □会う予定がある日は、予定と関係ない時間までなんとなく落ち着かない
- □その人からのメールや電話を後回しにしてしまう
- □偶然その人を見かけると、できれば別の道を通りたくなる
- □家族や友人との会話で、その人の話題が出ると、つい愚痴っぽくなってしまう
- □休日なのに、ふとその人のことを考えて気分が沈んだり、イライラしたりする
- □その人がいる場所に行くと、普段より疲れやすい
- □周囲の人がその人の名前を出すと、話題を変えたくなる

【診断基準】

3つ以上当てはまる場合

あなたの脳に、誰かが「住み始めている」可能性があります。早めに気づくことで、十分に対処が可能です。

5つ以上当てはまる場合

「あの人」があなたの脳に「居座っている」段階です。具体的な対策を始めるのに適したタイミングです。

7つ以上当てはまる場合

あなたの脳は「あの人」に「占領されている」状態です。本書の方法を使って、脳から「あの人」を消していきましょう。

※このチェックリストは、あくまでも「気づき」のためのものです。項目数にかかわらず、モヤモヤする状態が続くようでしたら、本書の方法を試してみてください。

脳を誰にも占領させない

さて、ここまでで「あなたの脳に住んでいる人」の存在が少し見えてきたのではないでしょうか。

部下に悩んでいた田中さんは、記録をつけ始めてから気持ちが変わったと言います。
「原因がわかっただけで、気持ちが楽になりました。それまでは『自分はなんて弱い人間なんだ』と自己嫌悪に陥ることもあったんです。でも、これは脳の自然な反応だとわかってからは、『どうやってうまく付き合っていこうか』という前向きな気持ちに変われました」

義母に悩んでいた佐藤さんもこう語ってくれました。
「今まで、なんとなく感じていたモヤモヤの正体が見えてきました。それに、私だけじゃないんだって知ることができて安心しました。次は、この気持ちとどう付き合っていけばいいのか、その方法が知りたくなりました」

日記をつけていた鈴木さんは、こう付け加えます。

「記録を読み返してみると、その人のことを考えすぎて、自分の時間を奪われているような気がしたんです。だから今は、少しずつでも自分の脳の本来の状態を取り戻したいと思っています」

なぜ特定の人が脳から離れないのか。

どうすれば完全にあの人を「脳から消す」ことができるのか。

次章からは、その具体的な方法をお伝えしていきます。扁桃体の働きを理解し、コントロールするための科学的なアプローチについて、詳しく見ていきましょう。

あなたの脳は、あなたのものです。

その大切な空間を、誰かに占領されたままにしておく必要はありません。

その人を脳から消し、本来のあなたを取り戻す——その具体的な方法を、これからしっかりとご紹介していきます。

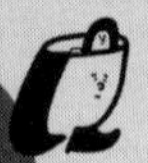

この章のまとめ

特定の曜日、時期、場所で
気が重いのは
「あの人」が頭に住みついているサイン。

脳の扁桃体が、
「あの人」を危険な存在として認識している。
だから「あの人」を消すには
扁桃体を上手にコントロールすること。

日記や手帳、ノートに記録をつけると、
自分を苦しめていたのが
「あの人」だと気づき、むしろラクになる。

第2章

なぜ、あの人が頭から離れないのか

「気にするな」は最悪のアドバイス

「あの人のことは、あまり気にしないほうがいいよ」
「考えすぎだから、無視したほうがいいんじゃない？」
「気にしなければいいだけだよ」

特定の「あの人」について誰かに悩みを打ち明けると、このような言葉を投げかけられるものです。

相手はこちらのことを思って、アドバイスしてくれているのでしょう。でも、言われたほうはそう簡単にはいきません。「気にしたくない」のは山々。でも、どうしても気になる。むしろ、考えないようにすればするほど、あの人のことが頭から離れなくなってしまう――。

「気にしないほうがいい」というアドバイスは、実は、脳科学的に見ると最悪です。むしろ、逆効果になりやすいことがわかっています。人の脳は「気にするな」と命令されるほど、かえってその対象に固執してしまう仕組みを持っているからです。

白クマ実験の衝撃

1987年、ダニエル・ウェグナー博士は画期的な実験を行いました。のちに「白クマ実験」として世界中で知られることになる研究です。

実験は、2つのグループに分けられた被験者が、それぞれ個室で異なる指示を受けます。

一方のグループには「これから5分間、白いクマのことを絶対に考えないでください。もし頭に白クマが浮かんでしまったら、ベルを鳴らし、どんな考えが浮かんだのか声に出してください」と告げられました。

もう一方のグループには「これから5分間、白いクマのことを自由に考えてください。頭に白クマが浮かんだときはベルを鳴らし、考えを報告してください」と指示が与えられました。

白クマのことを「考えるな」と言われたグループと、「考えて」と言われたグループ。

結果は衝撃的でした。

「考えないでください」と指示されたグループの被験者たちは、平均して1分間に約7回も白クマについて思考したと報告したのです。

これは「自由に考えて良い」と言われたグループの約2倍。しかも、実験後のインタビューでは、「考えないように必死になればなるほど、白クマのイメージが鮮明に浮かんできた」という報告が相次ぎました。

ウェグナー博士はこの現象を「リバウンド効果」または「逆説的思考抑制」(Paradoxical effects)と名付け、論文を発表。この発見は、人の思考と感情に関する研究に大きな影響を与えることになります。

つまり、職場での人間関係や家庭内の問題でストレスを感じているときこそ、「気にしないようにしよう」という方法は裏目に出やすいのです。

さらにfMRI(機能的磁気共鳴画像法)を使った研究でも、「考えないようにする」という意識こそが、脳の特定の部位を逆に活性化させることも明らかになってきました。

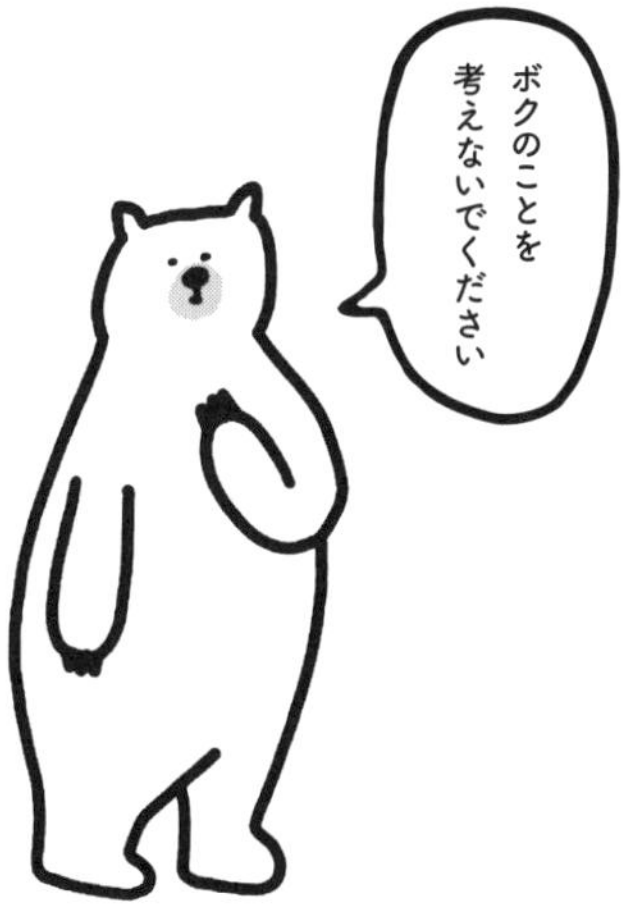
ボクのことを
考えないでください

重要な人としてキャッチしてしまう

脳の前頭前皮質（思考の制御を担当する部位）が「これを考えてはいけない」と命令を出せば出すほど、扁桃体（感情と記憶を処理する部位）が、

「では、これは重要な情報なのだな」

と認識し、その内容を強く記憶しようとします。

前頭前皮質は、私たちの意志による思考のコントロールを担当する部位です。何かを意識的に「考えない」ようにしようとするとき、活発に働きます。**活発に働くということは、「これは重要なことなんだ」というシグナルになってしまいます。**

扁桃体は、そのシグナルを受け取ると、「重要な情報は見逃してはいけない」という本能的な判断から、かえってその情報に対して敏感になります。

つまり、前頭前皮質が「あの人」に対して意識的な制御を試みれば試みるほど、扁桃体

はその対象により敏感に反応してしまうわけです。

この脳のメカニズムが、私たちの日常生活のあらゆる場面に影響しています。

たとえば会議中、「今日は上司の顔を見ないようにしよう」と思うと、かえって視線がその人に向かってしまう。これは、**「見ない」という指示を実行するために、脳が上司の存在をつねに監視せざるを得なくなるからです。**

「今日の夕食では、義母の話題を出さないようにしよう」

と決意すると、なぜか会話が自然と義母のことに向かっていく。**「話題に出さない」という目標を達成するために、脳が義母に関連する話題をつねにチェックし続けているためです。**

休日に「今日は課長のことは考えない」と思った途端、課長との会話が頭の中でリプレイされ始める。これもまた同じ仕組みによるものです。

つまり――。

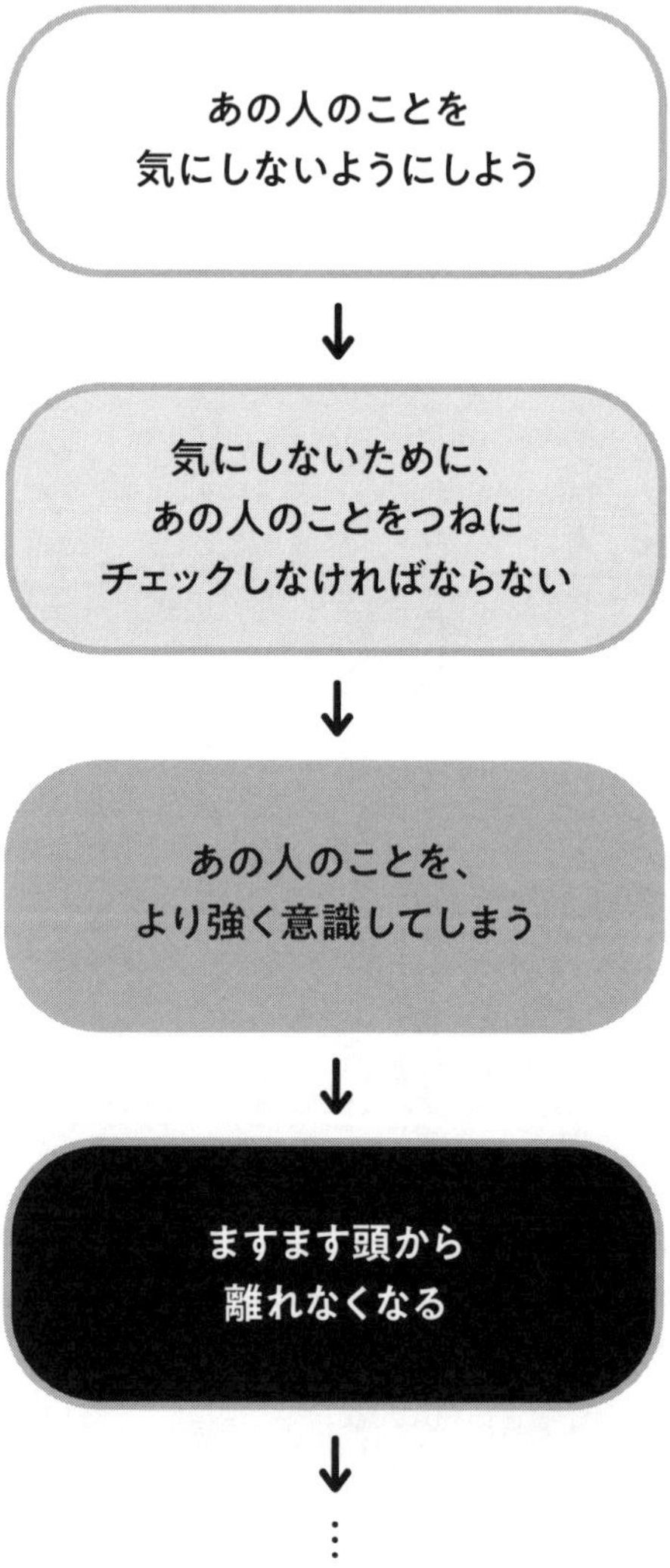

という悪循環が生まれてしまうのです。

では一体、どうすれば良いのでしょうか？

「気にしない」ではなく「脳から消す」

答えは、発想の転換にあります。**「気にしないようにする」のではなく、「脳から消す」のです。**これは単なる言葉遊びではありません。脳科学的に見ると、両者には大きな違いがあります。

「気にしないようにする」というアプローチは、つねにその対象を意識し続けることを必要とします。一方、「脳から消す」というアプローチは、扁桃体の反応そのものを変えていく方法です。

具体的に言えば、扁桃体は、

「この人は危険だ」

という判断を下すことで、その人に関する情報を「重要な記憶」として保存します。そして、その人に関連する情報が入ってくるたびに、警戒信号を出し続けます。「気にしないようにする」では、この危険信号が出っ放しの状態になってしまう。
一方、「脳から消す」というアプローチでは、扁桃体に、

「あの人は、特別な注意を払う必要のない存在だ」

と再学習させることで、警戒信号自体を弱めていきます。それまでの厳重な警戒態勢を解除するわけです。
私たちの脳は、「気にするな」という否定的な命令は苦手ですが、「別の状態にする」という肯定的な命令は得意としています。**スポーツ選手が「失敗しないように」という意識ではなく、「こうすれば成功する」というイメージトレーニングを行うのととても似ています。**

次からは、この「脳から消す」という新しいアプローチについて、より詳しく見ていきましょう。まずは、「なぜ特定の人が私たちの脳に強く刻み込まれてしまうのか」、そのメカニズムから理解を深めていきます。

脳は「覚える」より「忘れる」ほうが苦手

では、なぜ特定の人が私たちの脳に強く刻み込まれてしまうのか。

まずは具体的な事例からそのメカニズムを理解していきましょう。


新入社員の山田さんは、入社して3か月になりますが、まだ部署の雰囲気に馴染めていません。特に気になるのは、課長との関係です。

先日の週例ミーティングで、彼女の作った資料の説明部分が少しわかりにくかったため、課長は穏やかな口調で、

「もう少し丁寧に説明したほうがいいかもしれませんね」


と助言をしてくれました。決して厳しい指摘ではなく、むしろ課長の優しさを感じたほどでした。

ところがそれ以来、山田さんは廊下で課長とすれ違うたびに、あのときの課長の表情と

言葉が鮮明に蘇ってきます。「もっと違う説明の仕方をすれば良かった」「課長は私のことをどう思っているんだろう……」と考え始めると、夜も眠れなくなるほどです。

実はこれは、私たちの脳が持つ重要な特徴を表しています。

脳は「覚えている」ことより、「忘れる」ことのほうが苦手なのです。

これは生存のためです。人類が集団で暮らし始めた時代から、他者との関係は生存に大きな影響を与えてきました。

限られた資源を分け合い、協力して生活していく中で、**誰が信頼できる相手で、誰が警戒すべき相手なのかを判断し、それを記憶することは極めて重要でした。**

この記憶システムの中心となっているのが扁桃体です。扁桃体は「この状況は要注意だ」と判断すると、その出来事を強く記憶に刻み込もうとします。これは、一度でも危険な目に遭った場所や相手のことを忘れないようにする、生存のための重要な機能なのです。

山田さんの場合、課長からの穏やかな指摘であっても、**「上司からの評価」**という山田さんにとって重要なシーンとして扁桃体が認識し、その記憶を強く保持しようとしているのです。そのため、周囲から見れば些細な場面であったにもかかわらず、彼女にとってはそのときの状況が鮮明に思い出されることになります。

「忘れない脳」が私を悩ませる

私たちの脳は、特に「職場」での出来事を強く記憶に留《とど》める傾向があります。これは、会社という場所が私たちの生存、つまり生活の基盤に直結しているからです。上司や同僚との関係は、私たちの評価や仕事の継続、さらにはキャリアの形成にまで大きな影響を与えます。

そのため扁桃体は、職場での些細なやり取りであっても、「生存に関わる重要な情報」として認識しやすいのです。山田さんが課長の言葉を気にしてしまうのも、決して特別なことではありません。むしろ、脳が正常に働いている証拠です。

「記憶する」という脳の働きは、必ずしも「その記憶に振り回される必要がある」という

ことを意味しません。

山田さんの場合、確かに課長との出来事は脳に記録され続けるでしょうが、その記憶がつねに意識の中心にあって不安や緊張を引き起こし続ける必要はありません。

これは、**私たちが過去に転んで怪我をした場所を覚えているようなものです。**その場所を通るたびに「ここで転んだな」と思い出すかもしれませんが、だからといって毎回その記憶に動揺したり、その道を避けて通ったりする必要はないはずです。

ところが、扁桃体はときとして過剰に反応してしまいます。課長の何気ない一言を「重大な警告」として受け取り、その記憶を「極めて重要な危機情報」として保存し続けようとするのです。

その結果、廊下で課長と会うたびに緊張したり、夜、自宅に帰ってからもその場面が頭から離れなくなったりしてしまいます。

このような扁桃体の過剰な反応は、現代社会において、しばしば私たちを悩ませる原因となっています。**原始時代には生存に役立った「忘れない仕組み」が、むしろ私たちの日常生活に支障をきたすようになってしまっているのです。**

記憶の影響力を弱めればいい

特に夜、一人で過ごすと、日中の出来事がふと鮮明に思い出されることがあります。これは、**脳が休む時間を利用してその日にあったことを整理し、必要な情報を記憶としてしっかり残そうとするからです。**

夜になると、脳の記憶に関わる部分（海馬《かいば》と大脳皮質）が協力して、その日体験した出来事を整理します。特に、感情を伴う大切な出来事は、脳が「これは重要だ」と判断し、より強く記憶に残るようにしているのです。

山田さんの場合、ベッドに入って静かになった時間に、今日の出来事を振り返ります。すると、課長との場面が自然と思い浮かんできます。

あのときの課長の表情。
声の調子。
周囲の人の視線。

会議室の雰囲気――。

これらの記憶は、扁桃体の働きによって、まるでハイビジョン映像のように鮮明に保存されていきます。

さらに睡眠中、脳は日中に体験した出来事を整理し、特に感情を伴う記憶を長く残る記憶としてしっかりと定着させていきます。「長期記憶」と呼ばれるものです。

眠っている間、脳は大事な情報を何度も思い返すように働いて、記憶を強化しているのです。

その結果、翌朝になっても課長との出来事が鮮明に残り続けることになります。

2023年10月、自然科学研究機構・生理学研究所の揚妻《あげつま》正和准教授らの研究グループは、このような「記憶の定着メカニズム」について重要な発見をしました。

マウスを対象とした実験で、ストレスを感じる出来事を経験すると、脳内で記憶を処理する神経細胞のネットワークが形成されることを明らかにしたのです。

特に興味深いのは、このネットワークには「ハブ」となる中心的な記憶が存在するという点です。

ハブとは、空港で言えば国際空港のように、そこを中心に多くの路線がつながっている場所のことです。記憶の場合、最も強く印象に残った出来事がハブとなり、そこから様々な関連する記憶が枝分かれしていくのです。

山田さんの場合、課長からの指摘という出来事がハブとなり、そこから過去の似たような場面や、将来への不安まで、様々な思考が枝分かれしていきました。

「先週の会議でも、うまく説明できなかったな」
「先月の企画書も、課長から修正を指摘されたっけ」

という具合に、関連する記憶が次々とつながってしまうのです。

ひとつ不安なことがあると、それが他の不安な記憶を呼び起こし、雪だるまのように転がりながら大きな不安の塊《かたまり》を作ったことがありませんか？

それはハブとなる**「中心的な不安」**があることによって起こります。

このように、私たちの脳は「覚えている」ことより「忘れる」ことのほうが苦手なのです。しかし、だからこそ、この記憶の仕組みを理解し、うまくコントロールする方法を見つけることが重要になってきます。

大切なことは、私たちの目的は「記憶を完全に消し去ること」ではないという点です。それは大変難しく、また必要でもありません。

むしろ、**その記憶が持つ「影響力」を弱めること。**

つまり、**記憶は記憶として残しつつ、それに振り回されない状態を作ることが大切です。**

これが、私たちが目指す「脳から消す」という状態の本質なのです。

夜になると不安が増す理由

私たちの脳には、「忘れない」ための驚くべき仕組みが備わっています。前述の通り、昼間に体験した出来事は、夜の静かな時間に整理され、眠っている間に記憶としてしっかりと定着していきます。

さらに脳は、似たような記憶同士を結びつけ、まるでリンクを張るように互いをつなげていく。このような「忘れない仕組み」は、人類が生き延びていくために欠かせない機能でした。

危険な場所や警戒すべき相手を忘れないこと。
重要な経験を確実に記憶に留めること。
それらの記憶を組み合わせて新しい状況に対応すること。

こうした能力があったからこそ、私たちの祖先は様々な危機を乗り越えて生き延びることができたのです。しかし、現代社会において、この記憶システムはときとして過剰に働きすぎてしまいます。

上司からの穏やかな指摘、同僚との些細なやり取り、取引先との短い会話——。本来であれば深刻な影響を及ぼすほどの出来事ではないものまでが、「重要な危機情報」として扁桃体に認識され、強く記憶に刻み込まれてしまうのです。

その結果、夜になると余計な心配が頭を巡り、眠れなくなる。

そして悪いことに、この「眠れない時間」が記憶をさらに強くしてしまうのです。なぜなら、眠れずにその出来事について考え続けることは、脳にとって「それだけ重要なことなのだ」というシグナルとなり、より強い記憶として刻み込まれていくからです。まさに、記憶と不安の連鎖が生まれてしまうわけです。

これが、現代人の多くが「頭から離れない」「考えすぎてしまう」という悩みを抱える原因となっています。生存のために発達した記憶システムが、皮肉にも私たちの生活の質を下げてしまっているのです。

だからこそ、「脳から消す」技術が必要になります。

繰り返しますが、これは決して記憶を完全に消し去ることではありません。むしろ、扁桃体の過剰な反応をコントロールし、記憶に振り回されない状態を作り出すことです。

脳科学の発展は、私たちにそのヒントを与えてくれています。

次章からは、その具体的な方法について見ていきましょう。

この章のまとめ

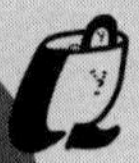

「気にするな」は最悪のアドバイス。
そう言われると、 脳はそれを重要な情報として
キャッチしてしまう。

「気にしない」ではなく
「脳から消す」ことを心がける。

かつて「忘れない」ことは
生存に関わる重要情報だった。
現代では「記憶の影響を弱めること」が
生きやすくなる手段。

睡眠不足は大敵。
寝ている間に「あの人」が
脳に定着してしまう。

第3章
あの人を脳から消す7つのテクニック

脳から消す7つのテクニック

前章で見てきたように、私たちの脳は「覚えている」ことより「忘れる」ことのほうが苦手です。

しかし、これは「嫌な記憶を消すことができない」ということを意味するわけではありません。

むしろ、脳の仕組みを理解することで、その反応をコントロールすることは十分に可能です。ここでは、「あの人」を脳から消すために、すぐに実践できる7つのテクニックをご紹介しましょう。

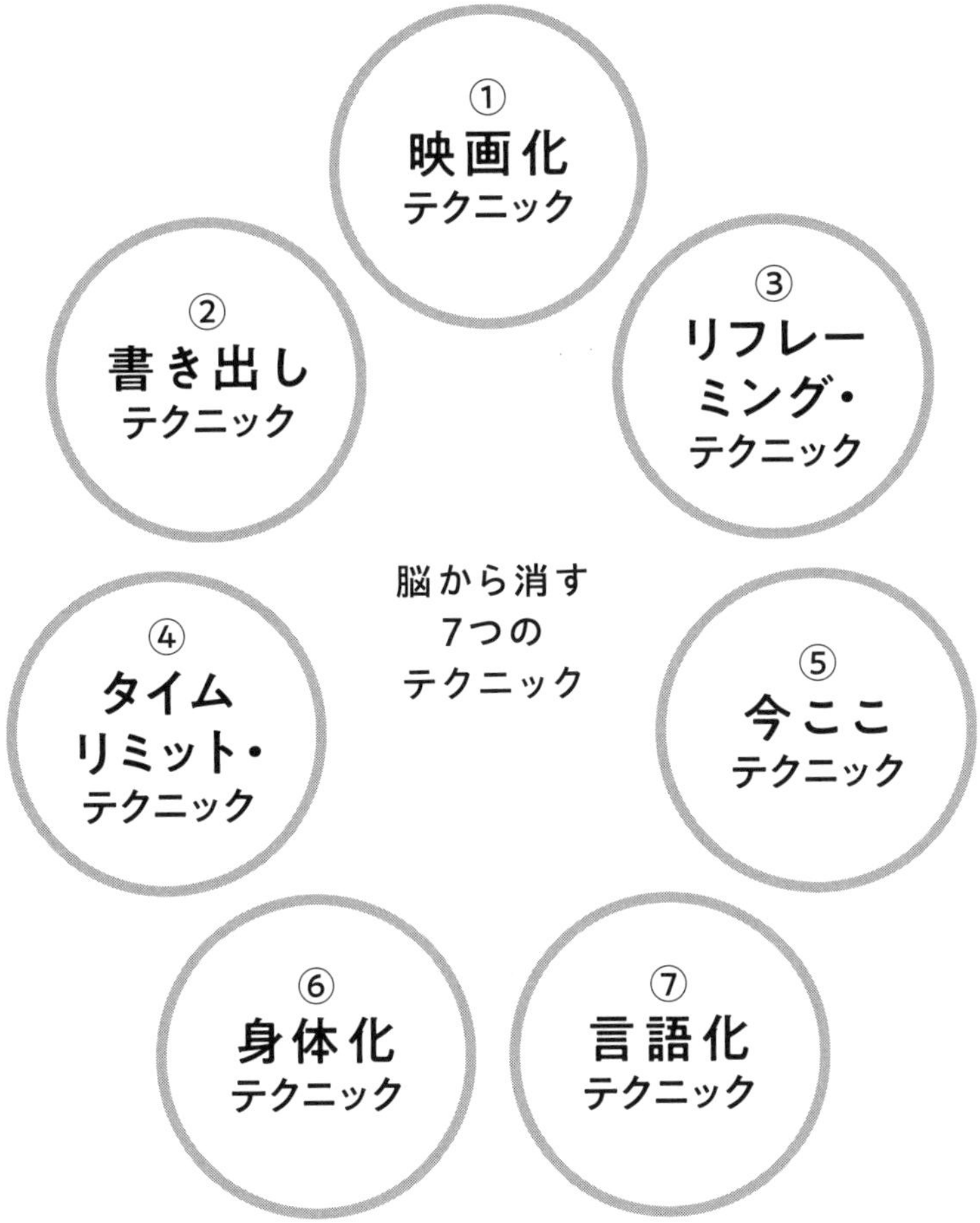
①
映画化
テクニック
②
書き出し
テクニック
③
リフレー
ミング・
テクニック
脳から消す
7つの
テクニック
④
タイム
リミット・
テクニック
⑤
今ここ
テクニック
⑥
身体化
テクニック
⑦
言語化
テクニック

これらの7つのテクニックは、いずれも最新の脳科学研究に基づいています。特別な道具や準備は必要ありません。今日からすぐに始められ、継続的に実践することで効果が実感できるものばかりです。

① 映画化テクニック

前出の山田さんは課長から「もう少し丁寧に説明したほうがいいかもしれませんね」と言われた場面が、どうしても頭から離れません。このような経験は多くの人にあるでしょう。

こんなときは、**その場面を「映画のワンシーン」として思い浮かべてみてください。**

スクリーンに映し出された映像を、少し離れた場所から眺めるのです。

起こった出来事、相手の表情、自分の様子――。

それらをあたかも映画の観客になったつもりで、頭の中のスクリーンに映し出してみるわけです。

私たちは映画で印象的なシーンを観たとしても、それを何日も、何週間も、考え続けることはありません。**たとえ強烈な印象を受けた場面でも「あれは映画の中の出来事だ」と理解している限り、それに悩まされ続けることはないのです。**

「映画化テクニック」はこれを応用しています。自分の経験も「映画を観るように」客観的に眺めることで、その出来事への感情的な巻き込まれ方が薄まっていきます。**起きた出来事は変えられませんが、それを見る視点を変えることはできるのです。**

私たちが出来事を「直接的な体験」として思い出すとき、脳は強く反応します。しかし、同じ出来事でも**「映画を観ているように」第三者の視点で眺めると、その反応は大幅に弱まるものです。**

実践のコツは以下の３点です。

1、場面を具体的にイメージする

その出来事が起きた部屋を思い浮かべてください。照明の明るさ、空調の音、窓から差し込む光。そこにある家具や物の配置、居合わせた人々の表情、聞こえてくる声のトーン。

山田さんの場合なら、会議室の長机や資料、参加者の様子といった具合です。できるだけ具体的に、細部まで思い出してみましょう。

2、視点を意識的に変える

次に、その光景を別の視点から眺めてみましょう。カメラのアングルを変えるようなイメージです。部屋の隅から見ているようなアングル、天井から見下ろすようなアングル、人物を下から見上げるようなアングル。

山田さんの場合なら、会議室の防犯カメラの位置から会議の様子を見下ろすようなアングルでもいいでしょう。自分自身の姿を、まるで他人を見るように観察してみるのです。

3、感情を観察する

そこで湧き上がった自分の感情を、優しく見守る気持ちで観察してください。「私は不安だ」ではなく、「あの人（映像の中の自分）が不安を感じているな」という具合に、まるで親しい友人の悩みを聞くような温かな気持ちで、自分を観察してみましょう。

映画化テクニックは、電車の中や会社の自席など、どこでもさりげなく実践できます。特に、夜寝る前の時間、思い出が蘇ってきたときに効果を発揮します。

② 書き出しテクニック

その出来事が頭の中でぐるぐると渦巻いているとき、それを「書き出してみる」というテクニックがあります。

思い浮かぶことを、箇条書きでも、文章でも図でもいいので書き出してみます。紙のノートやスマートフォンのメモ機能など、自分が使いやすいものを選んでください。

大切なのは、頭の中にあるモヤモヤを、目に見える形で「外に出す」ということです。

友人に仕事の悩みを相談したり、日記に書いたりしたあと、不思議と気持ちが軽くなった経験はありませんか。実は、頭の中から外に出して「形にする」という行為そのものに、脳を落ち着かせる効果があるのです。

これは、頭の中でぐるぐる回っている考えに形を与えることで、脳がその情報を「処理

済み」として認識するためです。

最近の脳科学研究から、不快な記憶に対処するための新しい方法がわかってきています。不快な記憶は、そのままにしておくと扁桃体に強く残りやすいのですが、意識して「その記憶を整理する時間」を作ると、過剰な反応を抑えやすくなります。

実際に、記憶や思考を紙に「書き出す」ことは記憶を整理する効果があります。**頭の中で混乱している情報を視覚的に整理しやすくなり、感情も落ち着きやすくなるのです。**

これは、散らかった部屋を片付けると気持ちがすっきりするのと似た効果です。

実践のコツは以下の3点です。

1、書く場所と時間を決める

静かな場所で、少しの時間を確保しましょう。通勤電車の中でも、オフィスの自席でも、自宅の机でも構いません。山田さんは、会社の近くのカフェで、始業前の15分を使って書き出すことにしました。大切なのは、定期的に書ける環境を作ることです。

2、形式にとらわれない

箇条書きでも、文章でも、図や絵でも構いません。**「今の気持ち」をそのまま書いてみましょう。**

山田さんは最初、単語を思いつくままに並べていきました。「会議」「説明」「課長の表情」「声のトーン」「自分の話し方」――。そこから少しずつ、文章として整理していきました。

3、書いたあとの扱いを決めておく

書いたものは保管しておいても、破棄しても構いません。むしろ、**「この紙はあとでシュレッダーにかける」**と決めておくと、より正直な気持ちを書き出せることもあります。大切なのは書き出す行為そのものであって、書いた内容を残しておくことではありません。

この書き出しテクニックは、特に夜、考え事で眠れないときに効果を発揮します。寝る前に10分でもいいので、その日のモヤモヤを書き出してみましょう。きっと、より穏やかな気持ちで眠りにつけるはずです。

③ リフレーミング・テクニック

物事の見方を変えると、その受け止め方も変わる――。このシンプルな事実には、深い科学的な意味があります。

心理学では、**物事の「枠組み（フレーム）」を変えることを「リフレーミング」と呼びます。**

1970年代に心理学者のポール・ワツラウィックや同僚たちが、アメリカ・カリフォルニア州パロアルトのメンタルリサーチ研究所でこの手法を体系化しました。

その後、認知行動療法の分野でアーロン・ベックやアルバート・エリスによって、人々の思考パターンを変える技法として効果的に活用されてきました。

たとえば、**「厳しい上司」を「仕事に真摯な人」**と捉え直したり、**「面倒な作業」を「新しい学びの機会」**と考え直したりすること。これは単なる気休めではなく、実際に脳の反応を変える大きな効果があります。

なぜなら、私たちが物事をどのように解釈するかによって、扁桃体の反応が大きく変わるからです。同じ状況でも、**それを「脅威」と捉えるか「機会」と捉えるかで、扁桃体の**

活性化の度合いが異なってくることがわかっています。

実践のコツは以下の3点です。

1、まったく別の立場から見る

その状況を、まったく違う立場から眺めてみましょう。たとえば、「10年後の自分だったら、この出来事をどのように見るだろうか」。あるいは「自分が尊敬する人なら、どのように考えるだろうか」。「ベテラン社員になった自分が、新人時代のこの経験を振り返ったら、何を学びとして見出《みいだ》すだろうか」と考えてみると、新しい気づきが生まれるかもしれません。

2、良い側面に注目する

一見ネガティブな状況にも、必ず何かしらのポジティブな要素が含まれています。「説明がわかりにくかった」という指摘は、「よりわかりやすい説明を工夫するチャンス」でもあります。**その状況から「得られるもの」を意識的に探してみましょう。**

3、ドラマの主人公だと思う

目の前の出来事を、人生という大きな物語の中に位置づけてみましょう。その際、自分をドラマの主人公として捉えてみるのです。

ドラマの主人公はつねに、試練を経験しながら成長していくものです。つらい経験も、主人公であるあなたの成長のための重要なワンシーンかもしれません。山田さんのように完璧な説明ができなかった経験も、より良いプレゼンターになるための欠かせない一歩として捉えることができます。

ときには、自分の人生をドラマのように考えてみるのが効果的です。「この場面は、主人公である私の成長を描く重要なシーンだ」と考えられるようになると、起こった出来事をポジティブに捉えられるようになるでしょう。

ちなみに、メジャーリーグのロサンゼルス・ドジャースの大谷翔平選手は、2023年のWBC(ワールドベースボールクラシック)に日本代表として参加した際、3点ビハインドの劣勢になったチームのメンバーを鼓舞しようと、こう言ったそうです。

「こんな簡単に世界一になったら面白くないよね。こういうのがあるから世界一は価値がある。さあ行こうぜ！」

なんというドラマの主人公……。

大谷翔平選手の真似はなかなかできませんが、劣勢になったときこそ「自分は主人公である」ことを意識すると、その状況を楽しめるようになることは確かです。

④タイムリミット・テクニック

頭から離れない考え事に対して、あえて「考える時間」を設定する――。

逆効果に思えるかもしれませんが、これはとても理にかなった方法です。

「今は考えないようにしよう」と抑制すると、かえって考えすぎてしまうことは、すでにお話ししてきました。

それとは反対に、「今から15分間、思う存分考えてみよう」と時間を決めて考えるのがタイムリミット・テクニックで、時間の制限が脳の働き方に影響を与える特性を利用した方法です。

2021年、東京大学の研究グループによって、不安や恐怖を感じる出来事を「思い出す時間」を適切にコントロールすることで、扁桃体の過剰な反応を抑えられる可能性が示されました。マウスを対象とした実験で、恐怖の記憶を思い出す時間を短く区切ると、扁桃体の活動が落ち着き、その後の**「消去学習」**（不安や恐怖が薄れていく学習）が促進されることが確認されたのです。

つまり、**「ずっと考え続ける」のではなく、「決められた時間だけ思い出す」ほうが、脳の活動を整理し、不安や恐怖の軽減に効果的であることがわかりました。**

このような科学的知見は、カウンセリングなどの「臨床心理の現場」でも活用が期待されています。「時間を短く区切って考える」というテクニックは、不安や心配事への効果的な対処法として、多くの心理療法で役立つ可能性があります。

実践のコツは以下の3点です。

1、考える「時間」を決める

自分に合った時間を設定しましょう。長すぎると疲れてしまい、短すぎると消化不良になります。**10～20分程度が適切でしょう。**山田さんの場合、帰宅後の夕食前に15分と決めました。スマートフォンのタイマーを使って、時間を正確に区切るのがポイント。この時間だけは、「あの人」のことを思う存分考えてもいいと、自分に許可を与えるのです。

また、**「ポモドーロタイマー」**もおすすめ。これは、時間管理術であるポモドーロ・テクニックで使用するタイマーです。ポモドーロ・テクニックとは、集中して作業を行い、短い休憩を挟みながらタスクをこなす手法のこと。このタイマーは、普通の時計より何分経過したか視覚的にわかりやすいので、考える時間を決めるときにも便利です。「ポモドーロタイマー」で検索すると様々な商品やアプリが出てくるので、活用してみてください。

2、考える「場所」を決める

できるだけ集中できる環境を選びましょう。自宅ならリビングの一角、外出先なら静かなカフェでも構いません。大切なのは、その空間を**「考えるための特別な場所」**として決めておくことです。「ここに来たら15分だけ考える。それ以外の場所では考えない」というルールを作るわけです。
一度このルールが定着すると、他の場所での雑念が自然と減っていきます。

3、切り替えの「儀式」を決める

「考える時間」が終わったら、**必ず何か行動を起こしましょう。**深呼吸をする、伸びをする、席を立つ――。これは「考える時間」の終わりを、脳に明確に伝えるためのシグナルです。山田さんは時間が来たら必ずコップ1杯の水を飲むことにしました。その小さな行動が**「はい、おしまい」**という合図となり、次の行動に移りやすくなりました。

タイムリミット・テクニックは、夕方から夜にかけて実践すると特に効果的です。一日の出来事を整理する時間を確保することで、むしろ就寝時の余計な心配が減ります。「今は考えない。決めた時間に考えよう」と、自分と約束することもできます。

また、一日のうちで「考える時間」を複数回設定しても構いません。朝と夜の2回、あるいは昼休みも含めて3回など、自分の生活リズムに合わせて調整してください。

大切なのは、決めた時間を守り、時間外では考えないと決めておくことです。

⑤ 今ここテクニック

「あの人」が頭から離れないとき、**「今に集中する」**という方法も有効です。意識的に注意を別のところに向ける手法は、古くからヨガや瞑想で取り入れられてきました。

私たちの脳は、一度に処理できる情報量に限界があります。これは**「注意の容量限界」**と呼ばれる特性で、人間の脳は絶えず入ってくる膨大な情報の中から、必要なものを選び取って処理しています。あなたが今この文章に集中しているとき、周りの音や景色は自然と意識の外に置かれているはずです。

この脳の特性を活用し、**意識的に「今、この瞬間の感覚」に注意を向けることで、自然と余計な思考は後ろに退いていきます。**単なる気晴らしではなく、私たちの脳が本来持っている情報処理の仕組みを活用したテクニックです。

実践のコツは以下の3点です。

1、体の感覚に集中する

まずは、**自分の呼吸に意識を向けてみましょう。**胸やお腹の動き、空気の出入りを感じます。山田さんは、通勤電車の中で5回ほど深呼吸をすることから始めました。

次に、**自分の体の感覚に注目します。**足の裏の感触、背中の姿勢、肩の力み具合――。それらを順番に意識していくだけでも、雑念が自然と遠ざかっていきます。

2、周囲を観察してみる

周りにある物を、いつもより注意深く観察してみましょう。オフィスの観葉植物の葉の形、窓から見える空の色、コーヒーカップの温かさ。普段は気に留めない日常の風景や物に、意識を向けていきます。**「今この瞬間に、実際に存在するもの」**に注意を向けることで、頭の中の想像や心配から自然と距離を取ることができます。

3、体を軽く動かす

意図的に体を動かすことも効果的です。深い呼吸をしながらゆっくり伸びをする、肩を回す、軽く首を動かす――。デスクワークの合間に、**さりげなくできる程度の動きで構い**

ません。体を動かすことで、自然と意識も切り替わっていきます。

このテクニックは、「その場で」実践できます。会議の前に感じる緊張、デスクで仕事をしているときに湧き上がる不安、帰宅後のモヤモヤした気持ち——。そんなとき、意識的に「今、ここ」に注意を向けることで、余計な心配から距離を取ることができます。

「嫌な考えを無理に押し出そう」とせず、単に「今に注意を向ける」だけ。川の流れを無理に止めようとするのではなく、違う方向に水路を作るような感覚です。別の流れを自然に作ることで、結果として「あの人」を意識の外に追い出すことができるわけです。

⑥ 身体化テクニック

「気になって仕方ない」「考えすぎてしまう」——。こういった状態のとき、私たちの体はどうなっているのでしょうか。

肩に力が入っている、呼吸が浅くなっている、姿勢が前のめりになっている——。

心の状態は、必ず体に現れます。心と体はつながっているからです。ということは体の状態を整えることで、心の状態も整えることができるということです。

私たちが緊張したり不安を感じたりすると、交感神経が優位になります。心拍数が上がり、呼吸は浅く速くなり、筋肉は緊張します。この状態が続くと、扁桃体は**「危険な状態が迫っている」**と認識し、さらに強い不安や緊張を生み出すという悪循環が起こります。

一方、ゆっくりと深い呼吸をし、姿勢を整えると、副交感神経が刺激されます。副交感神経が優位になると、心拍数が落ち着き、筋肉の緊張も緩和。この**「体が安全な状態」**というシグナルを受け取ることで、扁桃体の過剰な反応も抑制されていくのです。

つまり、**体の状態を「安全」な方向に導くことで、脳の警戒システムを落ち着かせることができるわけです。**

実践のコツは以下の3点です。

1、姿勢を意識する

まずは自分の座り方や立ち方に注目してみましょう。背筋を伸ばし、肩の力を抜き、顎を引く。この基本的な姿勢を意識するだけでも、心の持ち方は変わってきます。

山田さんは、課長との会議の前に姿勢を正すことを習慣にしました。すると不思議と、話す声も安定し、緊張も和らいでいくのを感じたそうです。

2、呼吸を整える

次に、呼吸に意識を向けます。緊張すると呼吸は浅く、速くなりがちです。これを意識的にゆっくりと深い呼吸に変えていきます。具体的には、**鼻から3秒で吸い、口から6秒かけてゆっくり吐く。**この呼吸を3回繰り返すだけで、自律神経が整い始めます。

電車の中でも、デスクでも、さりげなく実践できるのがポイントです。

3、体の緊張を解く

最後に、体の緊張を意識的に解いていきます。肩を前後に回す、首を軽く動かす、手首や足首を回す――。オフィスでもできる程度の**小さな動きで十分です。**特に、パソコン作業で凝り固まった肩回りをほぐすことは、心身両面でのリフレッシュになります。

この身体化テクニックの良さは、**「いつでも、どこでも実践できる」**こと。会議室で緊張しているとき、デスクで考え込んでしまったとき、帰宅後も「あの人」のことが頭から離れないとき——。こういった状況では、知らず知らずのうちに交感神経が優位になり、それが扁桃体の過剰な反応を引き起こしています。

そんなときは、まず自分の体に意識を向けます。**ゆっくりとした深い呼吸、リラックスした姿勢、緊張を解きほぐす動き。**これらの行動は、副交感神経を刺激し、リラックスした状態へと体を導いていきます。

すると不思議なことに、頭の中のモヤモヤも次第に落ち着いてきます。姿勢を正し、呼吸を整え、体の緊張を解く——。これらの単純な行動が、実は脳の警戒システムを解除し、心の安定へとつながっていくのです。

このようなプロセスは、心拍数の低下や筋肉の緩和によって脳に安全信号が伝わり、不安が軽減されるメカニズムに基づいています。これは**「バイオフィードバック」**とも呼ばれ、リラクゼーション法やマインドフルネス、呼吸法などでも活用されています。

⑦ 言語化テクニック

モヤモヤした不安や緊張、なんとなく落ち着かない気持ち――。**そんな曖昧な感情を、具体的な言葉にしてみる。**これが言語化テクニックです。

「イライラする」「モヤモヤする」といった漠然とした表現から、

「自分の意見が否定されて悲しい」
「期待に応えられないかもしれないという不安がある」

といった、より具体的な言葉に置き換えていくのです。

2023年10月、生理学研究所の研究グループは、情報が脳内でどのように処理されるかを詳しく調べました。その結果、「曖昧な情報」は扁桃体の過剰な反応を引き起こしやすい一方で、情報が明確に整理されるとその反応が抑制されることがわかりました。

つまり、**モヤモヤした感情を、言葉にして整理することで、扁桃体の過剰な反応を抑え**

る効果があるのです。

実践のコツは以下の3点です。

1、感情に名前をつける

まずは、今の気持ちに具体的な名前をつけてみましょう。

「不安」なのか「悲しみ」なのか「怒り」なのか。

さらに、その強さを10段階で表現してみる。「今の不安は、10段階中の7くらいかな」といった具合です。山田さんの場合、「課長の前でうまく話せないのは『緊張』というより、『自信のなさ』からくる『不安』だ」と気づいたことで、その感情と向き合いやすくなりました。

さらに、その感情に具体的な名前をつけてしまうことも効果的です。たとえば、不安な気持ちが強いなら「ふーちゃん」。ただモヤモヤしているだけだと、不安な状態はずっと続きますが、それを名前で認知すれば「また、ふーちゃんが顔を出したな。呼吸をゆっくりして引っ込めよう」などと落ち着いて対策をとることができます。

2、事実と意見を分ける

次に、その感情が生まれた状況を整理します。**「いつ」「どこで」「何が」あって、自分は「どう」感じたのか。**たとえば「会議室で企画の説明をしているとき、課長が腕を組んで黙って聞いているのを見て、『うまく伝わっていないかもしれない』という不安を感じた」といった具合です。

このとき重要なのは、事実と自分の意見を分けて考えること。課長が腕を組んでいたのは事実ですが、「うまく伝わっていない」という意見は、あくまでも自分の想像です。

3、自分と向き合う

最後に、自分の内側の声に耳を傾けてみます。「どうしてそう感じたのだろう?」「本当は何を心配しているのだろう?」と、優しく問いかけるのです。

ここで大切なのは、**自分を責めたり、裁いたりしないこと。**まるで親しい友人の悩みを聞くように、温かな気持ちで自分の感情と向き合います。

言語化テクニックは、特に夜、一日を振り返る時間に効果を発揮します。その日に感じたモヤモヤを、具体的な言葉に置き換えていくのです。頭で考えてもいいですし、口に出して整理してもいい。日記に書くと、より具体的に整理ができます。最初は適切な言葉が見つからないかもしれません。それでも、言葉を探す過程そのものに意味があります。

言語化することで、漠然としていた不安や緊張が、より具体的な形を持ち始めます。**「正体のわからない不安」よりも、「具体的な心配事」のほうが、脳は対処しやすくなります。**すべての感情を完璧に言葉にする必要はありません。ときには「今は言葉にできないモヤモヤ」として、そっとしておくのもひとつの方法です。大切なのは、自分の感情に気づき、それを少しずつ理解しようとする姿勢なのです。

7つのテクニックを組み合わせる

ここまで、「あの人」を脳から消すための7つのテクニックを見てきました。

これらのテクニックは、一つひとつが独立した方法ですが、**組み合わせることでより効果的になります。**たとえば「タイムリミット・テクニック」で考える時間を決め、その時間内で「書き出しテクニック」を使う。書き出した内容を「言語化テクニック」でより具体的な言葉に置き換えていく――。

山田さんの場合、毎週水曜日の朝、出社前の15分間を使って、その週に気になったことを書き出すことにしました。そして夜、寝る前の時間には「映画化テクニック」を使って、一日の出来事を客観的に振り返るようにしたのです。

「最初は『本当に変われるのかな』と半信半疑でした。でも、少しずつ続けていくうちに、不思議と心が落ち着いていくのを感じました。課長のことで頭がいっぱいになることが減って、自分の時間を取り戻せた気がします」

大切なのは、すべてのテクニックを完璧に実践しようとしないこと。あなたの生活リズムに合わせて、使いやすい方法から少しずつ取り入れていけばいいのです。

扁桃体は、思った以上に柔軟に変化します。一つひとつの小さな実践が、確実に変化を生み出していくのです。これによって「あの人」があなたの脳を占領している状態から、**自然と「適切な距離」が取れるようになっていくはずです。**

この章
の
まとめ

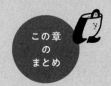

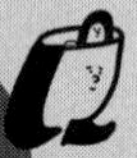

7つのテクニックで「あの人」を脳から消す

1、 映画化テクニック
2、 書き出しテクニック
3、 リフレーミング・テクニック
4、 タイムリミット・テクニック
5、 今ここテクニック
6、 身体化テクニック
7、 言語化テクニック

これらを組み合わせて使うと、
さらに効果的

第4章
あの人が「いない脳」を作る

モヤモヤ脳からワクワク脳に変わる

前章では「あの人」を脳から消すための7つのテクニックを見てきました。それらは、「あの人」が頭に浮かんだ際に、それを消し去る有効な方法でした。

次に大切になるのは、一時的に消すだけでなく、**「消えた状態」を保ち続けること。**

つまり、**「あの人」がいない状態を、脳の新しい標準にしていくことです。**


山田さんは、そんな変化を経験した一人です。

「課長の存在を意識しないようにあれこれ工夫して、その日はすっきりするんです。でも次の日にまた課長に会うと、すぐに緊張してしまう。これじゃイタチごっこだな、と思っていました」

ところが、ある日、思いがけず気づいたそうです。

「会議で資料の説明をするとき、『この資料をもっとわかりやすくしたいな』とか『次回はこうアレンジしてみよう』と仕事の〝中身〟のことで頭がいっぱいになっていて、そう言えば課長のことをまったく意識していない自分に気づいたんです」

自分でも気づかないうちに、「あの人」を気にしなくなっていた。
この状態こそが、私たちが目指す、**あの人が「いない脳」**なのです。

山田さんの脳の中で、何が変わったのでしょうか。以前の山田さんは、会議中も「課長は私の説明をどう思っているのだろう」「あの表情は何を意味するのだろう」と、課長のことばかり考えていました。でも今は違います。自分の説明のわかりやすさや次回の会議資料の作り方など、脳が仕事の中身にフォーカスしている。

実は、前出の佐藤さんにも同じような変化が起こっていました。
「キッチンに立っているとき、『お義母さんだったらこうするのに』という考えが消えました。代わりに『子どもたちが喜ぶメニューを考えよう』とか『もっと手際よく作るコツはないかな』とか。そんなことを自然に考えるようになっていました」

つまり、**「あの人」のことでモヤモヤしていた時間が、「自分の成長」のためのワクワクする時間に変わっていったのです。**

デフォルト・モード・ネットワークとは!?

実はこれ、脳にとってとても自然な変化なのです。私たちの脳には「デフォルト・モード・ネットワーク」(Default Mode Network)と呼ばれる、興味深い神経回路があります。2001年に科学誌で報告されたこの発見は、「何もしていないときの脳」についての理解を大きく変えました。

デフォルト・モード・ネットワークは、休息状態やぼんやりとしているとき、あるいは目を閉じてリラックスしているときに活発になります。たとえば電車の中でボーッとしているとき、信号待ちのとき、寝る前にほっと一息ついたときなど、**何も特定の作業をしていないときほど「アイドリング状態」になって活動が活発になります。**

アイドリングとは、自動車のエンジンを動かしながら、停止状態を維持することです。

このネットワークは、主に3つの働きをしています。

ひとつ目は**「自分について考える」**こと。「自分はどう感じているのか」「周りの人は自分をどう見ているのだろう」といった自己認識をするための思考です。

２つ目は**「過去と未来をつなぐ」**こと。過去の出来事を振り返ったり、将来の計画を立てたりする際に活発に働きます。

そして３つ目が**「他者の気持ちを想像する」**こと。周りの人の感情や考えを推し量ろうとするときに、このネットワークが活躍するのです。

つまり、**脳が「働いていない状態」は存在しません。**私たちが「ボーッとしている」ときでさえ、脳は自分自身や他者のこと、過去や未来のことについて活発に考え続けています。

だからこそ「あの人のことを考えないようにしよう」と我慢するのは、逆効果になってしまいます。特に何もすることがない時間があると、デフォルト・モード・ネットワークは自動的に働き始め、その空白の時間を「あの人」のことで埋めようとしてしまうのです。

実際、このネットワークが過剰に活性化すると、同じことを繰り返し考えてしまったり、必要以上に不安を感じたりすることもわかっています。「あの人」のことが頭から離れないのも、このネットワークが活発に働きすぎているからです。

脳に新しい「お気に入り」を見つけさせる

見方を変えれば、この「空白を埋めたがる」という脳の特徴は、むしろチャンスです。デフォルト・モード・ネットワークの特性を活かすことで、「あの人」が消えた空間を、より建設的な考えで満たすことができるのです。

たとえば、電車での移動時間。これまでは「あの人」のことで頭がいっぱいになっていたかもしれませんが、この時間を意識的に「自分の成長について考える時間」に変えていくことができます。

山田さんの場合、通勤電車の中で「次の会議をより良いものにするには?」「チームのコミュニケーションを活発にするには?」といったことを考えるようになりました。

「最初は意識的に『仕事のことを考えよう』と思い始めたんです。でも、そのうち自然と『この企画をもっと良くするには』『チームの雰囲気を良くするには』といったことを考えるようになっていました。気がつくと、それが新しい習慣になっていたんです」

佐藤さんも同じような体験をしています。

「以前は、寝る前に『明日、お義母さんが来るのに、キッチンの片付けは大丈夫かな』『冷蔵庫の中を見られたらなんて言われるかな』と考えて眠れなくなっていました。でも今は、『明日の献立をもっとおいしくするには』『子どもたちが喜ぶメニューはなんだろう』と考えるのが楽しみになってきました」

この変化は、デフォルト・モード・ネットワークが、**新しい「お気に入り」の考え事を見つけた証です**。つまり、「あの人」のことで埋まっていた脳の空間を、**「自分がやるべきこと、やりたいこと」**で満たしていったのです。

これは単なる「気を紛らわせる」こととは違います。デフォルト・モード・ネットワークの特性を活かし、脳の自然な働きとして、より建設的な思考へとシフトしていったのです。

たとえば、仕事中なら、

「この企画をもっと良くするには?」

「チームの雰囲気を改善するには?」

といった具体的な課題について考える。家事の最中なら、

「もっと効率的な手順は？」

「家族が喜ぶアイデアは？」

といった実践的な工夫を考える。


はじめは意識的に「やるべきこと」を考えようとするかもしれません。でも、それを繰り返すうちに、脳は自然とその方向に考えるようになっていきます。「あの人」のことではなく、目の前の課題や、より良い未来について考えることが、新しい習慣になっていくわけです。

重要な点は、これが「意識的な置き換え」から始まって、やがて「自然な思考のクセ」へと変わっていったという点です。

「いない脳」を作る3つのポイント

あの人が「いない脳」を作るためには、これまでの研究から以下の3つが効果的だとわ

かっています。おさらいの意味も含めて、見ていきましょう。

1、夢中になれることを見つける
2、隙間時間の過ごし方を変える
3、小さな変化を記録する

1、夢中になれることを見つける

デフォルト・モード・ネットワークは、興味のあることについて自然と考えを巡らせる特徴があります。だからこそ、「あの人以外」の夢中になれることを見つけることが大切です。たとえば、

・仕事の専門性を高める勉強
・長年興味があった趣味や習い事
・学生時代の勉強の学び直し
・資格取得の準備

こういった、あなたにとって価値のある活動を始めてみましょう。最初は「気を紛らわせるため」かもしれません。

でも、取り組んでいるうちに、自然と興味が深まっていき、「あの人どころではなくなる」はずです。

2、隙間時間の過ごし方を変える

次に大切なのは、「何もすることがない時間」の過ごし方を変えることです。

電車での移動時間、待ち合わせまでの数分間、寝る前のひととき……。

こういった隙間時間に、私たちの意識は自然と「あの人」のことへと向かいがちです。

そこで、以下のような具体的な工夫をしてみましょう。

- 通勤電車では「その日やること」を整理する
- 待ち合わせ時間は「次の予定」の準備をする
- 寝る前は「明日の楽しみ」を想像する

このように、あなたなりの隙間時間の「定番の過ごし方」を作っておくと、「あの人」のことではなく、それらを考えることに集中しやすくなるでしょう。

3、小さな変化を記録する

最後に重要なのが、変化を記録に残すことです。手帳やスマートフォンのメモ帳に、以下のような「小さな成功体験」を書き留めていってください。

- **今日の会議では、相手の表情を気にせず話せた**
- **休憩時間を自分の勉強に使えた**
- **電車の中で前向きなことを考えられた**

そして週末には、その記録を振り返る時間を持ちます。自分自身が達成した「小さな進歩」を確認することで、変化を実感でき、自己肯定感も高まっていくでしょう。

3週間で「あの人」が消えた！

本章の最後で、思考パターンを変えることが脳に与える影響についての重要な知見をご紹介します。

脳科学の研究によると、意識的に新しい思考パターンを続けることで、脳の反応に変化が現れることがわかっています。たとえば、3週間ほど新しい考え方を意識して実践することで、**扁桃体の過剰な働きが落ち着き、判断力を高める前頭前皮質が活発になるとされています。**

この変化は、感情的な反応が減って、冷静で理性的な判断が増えることを示しています。こうした練習を続けていくと、ある日ふと「**最近あの人のことを気にしなくなった**」と感じることがあるかもしれません。これは、脳の反応パターンが変わり、自然と新しい方向に意識が向くようになった証拠です。

「あの人」の存在が完全に消し去られたわけではなく、あなたの意識の中心から外れていった結果なのです。

・より前向きな考えが自然と浮かぶ
・新しい興味に意識が向く
・本来の自分を取り戻せた

そんな状態です。そして、この変化は一瞬のものではなく、ずっと続いていきます。なぜなら、脳の興味や関心が変化したためです。

あなたの脳の主役は、あなた自身です。

「あの人」に占領されていた空間を、より豊かな思考と新しい可能性で満たしていく——。

その実現に向けて、次章からはさらに奥深い脳の世界を探訪してみましょう。

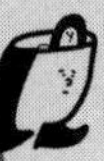

この章のまとめ

「あの人」がいない状態を、
脳の新しい標準にする。

「あの人」のことでモヤモヤしていた時間を、
「自分」の成長のための
ワクワクした時間に変える。

脳に「働いていない時間」は
存在しない。

脳にとって「あの人以外」の
夢中になれることを見つけてあげる。

思考パターンを変えれば、
3週間で「あの人」どころではなくなる。

第5章

睡眠は「あの人」を消すチャンス

夜になると「あの人」が現れる理由

「なぜ、夜になるとあの人のことを考えてしまうんだろう」

会社での出来事、言い争いになった場面、気まずい雰囲気になった場面、陰口を言われていると知った瞬間——。夜、ベッドに入ってから眠りにつくまでの間。日中はさほど気にならなかったはずなのに、「あの人」が突然頭に浮かんでくる。そんな経験は誰にでもあるのではないでしょうか。

実は、これは脳の正常な働きによるものです。夜になると私たちの脳は「記憶の整理モード」に入ります。その日に体験した出来事、特に感情の揺れ動いた記憶を整理し、保存していく作業を始めるのです。

脳にとって、感情的な出来事は「重要な情報」として扱われます。上司との言い争い、同僚との意見の食い違い、家族との諍《いさか》い。こういった出来事は、私たちの生存や社会生活に大きな影響を与える可能性があるため、脳は特に注意深く処理しようとします。

さらに睡眠中も記憶の整理は行われます。その中心となるのが扁桃体です。

睡眠科学の第一人者でカリフォルニア大学バークレー校のマシュー・ウォーカー博士は、レム睡眠（浅い睡眠）中に扁桃体が活発に活動し、感情的な記憶の整理に重要な役割を果たすと語っています。

つまり、寝ている間にあなたの脳は、「感情的な記憶」を掘り起こし始めるのです。それは決してあなたの心が弱いからでも、考えすぎだからでもありません。

むしろ、脳が正常に働いている証拠です。

眠っているときに何が起こっているのか

では、なぜ脳はわざわざ夜に記憶を整理する必要があるのでしょうか。

夜間の記憶整理には、主に2つの重要な役割があります。

ひとつは「重要な記憶の選別」です。

その日に体験したたくさんの情報の中から、重要な記憶を選び出し、しっかりと保存する。特に、感情の揺れ動いた出来事は重要だと判断し、優先的に選ばれます。

もうひとつは**「記憶の再構成」**です。

新しい記憶を、すでに持っている知識や経験と結びつけ、より意味のある形に整理していきます。たとえば、次のような具合です。

「今日は、上司との話し合いのときに自分の意見をうまく伝えられなかった。先月も似たようなことがあったけれど、あのときは資料を用意して説明したからうまくいった。次回からは、話し合いの前に必ず資料を準備しよう」

このように、過去の経験と結びつけることで、より具体的な解決策に導きます。

さらに夜、私たちが眠りについたあとも、脳は活発に働き続けています。特に、記憶の整理と定着において、睡眠には2つの重要な段階があります。「ノンレム睡眠」と「レム睡眠」です。

「ノンレム睡眠」は、深い眠りの状態です。

脳波が穏やかになり、体の機能が休息モードに入ります。このとき、脳は昼間に体験した出来事を「暫定保存」の状態から「長期保存」へと移し替えていきます。まるでスマートフォンの写真をクラウドにバックアップするように、その日の記憶を脳の長期保存領域に移動させていくのです。

「レム睡眠」は、夢を見やすい、浅い眠りの状態です。

このとき、脳は記憶と記憶を結びつけ、新しいアイデアや解決策を生み出そうとします。先ほどの例で言えば「資料を用意すれば、よりわかりやすく説明できる」といった具体的な対処法が、このときに形作られていくのです。

夢で感情を整理する

夢には「感情の整理係」としての重要な役割があると、世界中の睡眠研究者が語っています。特に以下の3つの機能が注目されています。

1、感情の無毒化

強い感情を伴う記憶を、より穏やかな記憶に変換していきます。たとえば、日中に感じた怒りや不安を、夢の中で様々な形に置き換えることで、その感情的な影響力を弱めていくのです。

2、解決策を探す

夢の中で様々なシナリオを試してみることで、現実の問題により良い対処法が見つかることがあります。「夢の中でうまくいった対応」が、実際の場面でのヒントになります。

3、記憶の選別

複数の記憶を組み合わせて、新しい気づきを生み出します。一見関係のない記憶同士が、夢の中で思わぬ形でつながり、新たな発想が生まれることもあります。

ハーバード大学のロバート・スティックゴールド教授は、「夢はただの空想ではなく、感情や記憶を整理するための大切な役割を果たしている」と考えています。

彼の研究によると、私たちが夢を見ている間、脳は日中に得た新しい情報や体験をまとめて、記憶として整理しています。

特に、強い感情を伴った出来事は、夢の中で処理されることで気持ちの安定に役立ち、心に活力をもたらすとされています。夢を見ること自体が、脳にとって欠かせないメンテナンスの一環だと言えるでしょう。

「あの人」の影響力を強めてしまう睡眠

実は、睡眠の質によって「あの人」の記憶が脳に定着するか、それとも薄れていくかが大きく変わってきます。特に避けたいのは、以下のような睡眠パターンです。

1、寝る直前まで「あの人」のことを考える

→その記憶が脳の「今日の重要事項」として保存されてしまう

2、睡眠時間が短い（7時間未満）

→記憶を適切に整理できず、感情的な記憶が生々しいまま残る

3、睡眠が浅い

→記憶の無毒化（感情的な影響を弱める処理）が十分に行われない

これらの状態が続くと、「あの人」の存在が脳の中でますます大きくなってしまいます。睡眠と感情的な記憶の関係については、カリフォルニア大学バークレー校のマシュー・ウォーカー博士らが重要な研究を発表しています。

この研究では、「睡眠不足」が感情的な反応に与える影響を調べました。その結果、十分な睡眠がとれていない人の扁桃体の反応は、約60％も増加することが判明しました。これは、**睡眠不足が「感情的な反応」を大きく増幅させることを示しています。**

つまり、「あの人」に対する悪感情が、大きくなってしまうのです。

鍵となるのは「90分」という時間です。

私たちの睡眠は約90分を1サイクルとして、浅い眠り↓深い眠り↓レム睡眠（夢を見やすい状態）と移行していきます。

この睡眠サイクルが「乱れる」とは、どんな状態なのでしょうか。以下のようなパターンが当てはまる場合、要注意です。

「乱れた睡眠サイクル」のサイン

・寝つきが悪く、30分以上布団の中で考え事をする
・夜中に2回以上、目が覚める

・目が覚めると、すぐに「あの人」のことが頭に浮かぶ
・朝、疲れが取れていない感覚がある
・休日に長時間寝てしまう
・日中、突然強い眠気に襲われる

このような睡眠サイクルの乱れが続くと、浅い眠りの時間が増えてしまいます。その結果、扁桃体の興奮が一晩中おさまらず、感情的な記憶が生々しいまま脳に保存されていきます。

すると**「あの人」への否定的な感情はますます強くなり、夜中に目が覚めては考え込んでしまう悪循環に陥りやすくなるのです。**

これでは、せっかく休むはずの睡眠が「あの人」の存在を強める時間になってしまいます。

第5章 睡眠は「あの人」を消すチャンス

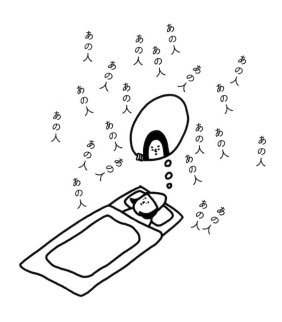

「あの人」の影響力を弱める睡眠

では、どのような睡眠が「あの人」の影響力を弱めるのでしょうか。

マシュー・ウォーカー博士の研究チームは、睡眠の質が感情の記憶にどう影響するかについて新たな発見をしました。質の良い睡眠をとることで、嫌な気持ちを伴う記憶が約30%も薄まることがわかったのです。

健康な睡眠サイクルが保たれていると、脳は記憶の整理を効率的に行えます。深い眠りの間に「あの人」に関する記憶から過度な感情が少しずつ取り除かれ、より客観的な記憶として保存し直されていくのです。

さらに、レム睡眠中の夢を通じて、「あの人」との関係を違う角度から見直すきっかけも生まれます。そして何より、「あの人」以外の前向きな記憶や経験が優先的に定着していくため、朝起きたときには、より建設的な思考で一日を始められるようになるのです。

「健康な睡眠サイクル」のサイン

・布団に入ってから15分程度で眠れる
・夜中に目が覚めても、すぐにまた眠れる
・朝、自然に目が覚める
・日中、極端な眠気を感じない
・休日も、平日とほぼ同じ時間に起きられる

このような状態が保てていると、睡眠によって次の3つの効果が得られます。

1、感情的な記憶の無毒化

深い眠りの間に「あの人」に関する記憶から、過度な感情が取り除かれていく。

2、新しい視点の獲得

レム睡眠中に見る夢で、その人との関係を違う角度から見直すきっかけが生まれる。

3、建設的な記憶の強化

「あの人」以外の前向きな記憶や経験が、優先的に定着する。

つまり、睡眠サイクルの乱れは「あの人」の影響力を強めて、健康な睡眠サイクルは「あの人」の存在を適切な距離に保つ手助けをしてくれるのです。

健康な睡眠サイクルを作る3つのポイント

マシュー・ウォーカー博士は、質の良い睡眠には、
・毎日、就寝時間を同じにする
・毎日、起床時間を同じにする
・就寝前にリラックスタイムをつくる
の3つが重要だと指摘しています。

特に「就寝前のリラックスタイム」は、時間帯によって具体的な工夫が必要です。以下、実践的なポイントを見ていきましょう。

【就寝2時間前】からの過ごし方

この時間帯から、意識的に体内時計を整えていきます。毎日同じ時間に就寝するために、たとえば夜10時に寝るなら、夜8時以降は脳を興奮させない工夫が必要です。

・スマートフォンやパソコンの画面は、ブルーライトカットモードに
・仕事関係のメールチェックは控えめに
・SNSでの他者との交流は最小限に

特に重要なのは、この時間帯に**「あの人」に関係する情報に触れないこと**。仕事用のメールを見て「あの上司からの返信が……」と考え始めたり、SNSで「あの人が投稿してる……」と気になったりするのは最悪です。

これがきっかけになって、せっかくの睡眠の質を下げてしまうことになります。

【就寝1時間前】からの過ごし方

ウォーカー博士が強調する「リラックスタイム」の核となる時間帯です。この時間は、脳を「オフモード」に切り替えていく大切な準備時間です。

・浴室を温め、お気に入りの入浴剤を入れる
・ぬるめのお風呂にゆっくり入る
・気分を落ち着かせる香りを楽しむ
・静かな音楽を聴く
・軽いストレッチをする

「寝る前のお風呂」が良いとされる理由は、体温の変化にあります。**ぬるめのお風呂で少し体温を上げたあと、徐々に下がっていく過程で、自然な眠気が生まれやすくなります。**このとき、脳も自然とリラックスモードに入っていきます。

そのため、夜はシャワーだけで済ませずに、湯船につかる習慣を持つといいでしょう。

【就寝30分前】の過ごし方

最も大切な時間帯です。この時間の使い方で、その夜の睡眠の質が大きく変わってきま

す。毎日「同じ時間に眠る」という習慣を確立するための重要な時間でもあります。

悪い過ごし方

・スマートフォンで「あの人」のＳＮＳをチェック
・明日の会議や仕事のことを考え始める
・「眠れないかも」と心配し始める

良い過ごし方

・ゆっくりと深い呼吸をする
・心地よい記憶を思い浮かべる
・「眠くなってきた」という感覚に素直に従う

特におすすめなのが、「今日、良かったこと」を３つ思い浮かべる習慣です。「あの人」のことで嫌な一日だったとしても、他に何か良いことはあったはずです。

・おいしかったおやつのこと
・道端の花が綺麗だったこと
・素敵なカフェを見つけたこと

些細なことでも構いません。それらを思い出すことで、扁桃体の過剰な活動を抑え、穏やかな気持ちで眠りにつけるようになります。

そして翌朝、決まった時間に起きることで、良質な睡眠サイクルが定着していきます。

夜中に目覚めてモヤモヤしたら

質の良い睡眠を心がけていても、夜中に目が覚めてしまうこともあるでしょう。特に「あの人」のことが気になって仕方ない時期は、深夜に目が覚めて考え込んでしまいがちです。

そんなとき、以下のような対処法が効果的です。

1、ベッドで15分以上考え込まない

夜中に目が覚めて「あの人」のことを考え始めると、それだけで扁桃体が活性化してしまいます。15分以上眠れないようなら、一度布団から出て、以下のような気分転換をしてみてください。

・水を1杯飲む
・ゆっくりと深呼吸をする
・両肩を回す
・伸びをする

このときは明るい光を浴びないように注意が必要です。暗めの間接照明で十分。気持ちが落ち着く暗さを保ってください。

2、時計やスマホを見ない

「まだ3時か……」「あと3時間しか寝られない」

このような時間の確認が、かえって焦りや不安を生みます。目覚まし時計は少し離れた場所に置き、時間を気にするのをやめましょう。

また、スマホもできるだけ見ないようにしましょう。見てしまうと未返信のメールやチャット、SNSなどが気になって覚醒してしまいます。

3、考え事に「時間を指定する」

どうしても「あの人」が浮かんでくる場合は、**「あの人のことは明日の朝9時に考えることにしよう」**と、具体的な時間を決めます。

ただ漠然と「あとで考えよう」とするのではなく、「今は眠る時間、考えるのは明日の朝9時」と明確にすることで、脳が「今、考える」ことから解放されやすくなります。

朝、考えることには他にもメリットがあります。朝は感情の起伏が比較的穏やか。この時間帯に重要な仕事や決断をすることで、より冷静な判断ができるようになります。また、日の光を浴びることで体内時計がリセットされ、夜の良質な睡眠を得やすくなります。

「大切なことは朝考える」

こう決めておくことで、夜のモヤモヤから解放されやすくなるでしょう。

寝だめすると「あの人」は消えない

「平日の睡眠不足は、休日に埋め合わせすればいい」

こう考えている人は少なくありません。しかし実は、このいわゆる「寝だめ」には大きな落とし穴があります。むしろ、**「あの人」の記憶をより強く定着させてしまう危険性があるのです。**

本章で再三登場するカリフォルニア大学バークレー校のマシュー・ウォーカー博士は、休日に平日よりも2~3時間長く睡眠をとることで、体内時計の乱れを引き起こし、月曜日の朝に強い眠気を感じやすくなると指摘しています。

これは**「社会的時差ボケ」**と呼ばれる現象です。

平日と休日で睡眠時間が大きく異なることで体内時計が混乱し、週明けのパフォーマンス低下につながってしまいます。その状態で「あの人」と接すると、通常以上に感情的になりやすいのです。

ウォーカー博士は、毎日一定の睡眠スケジュールを維持することが、質の高い睡眠と健康的な生活リズムを保つために重要だと強調しています。

では、具体的にどうすればいいのでしょうか。

毎日同じ時刻に起きる

休日の睡眠で最も大切なのは、起床時間を平日と同じにすることです。

たとえば平日が7時起きなら、休日も7時に起きる。これが理想的です。

「でも、眠い……」

そう感じるのは当然です。しかし、この「眠気」を夜までキープすることで、その日の夜は自然な眠りにつきやすくなります。

休日だからといって二度寝をしたり、遅くまで寝ていたりすると夜になっても眠れず、また月曜からボロボロ……という悪循環に陥ってしまいます。

睡眠は「あの人」への感情や記憶に大きく影響しますから、質を下げることは避けたいものです。次のような工夫によって睡眠の質を上げることができます。

1、寝室の環境を整える

・温度は18〜23度に保つ
・湿度は50〜60%が理想的
・照明は暖色系の間接照明にする
・スマートフォンは枕元に置かない

2、寝る前の習慣を見直す

・コーヒーなどのカフェインは昼過ぎまで
・夕食は寝る3時間前までにとる
・入浴は寝る1〜2時間前に済ます
・寝室では仕事をしない

3、朝の目覚めを快適に
・目覚まし時計は手の届かない場所に置く
・寝る前にカーテンを少し開けておく
・起きたらすぐに日光を浴びる
・軽い運動や深呼吸で体を目覚めさせる

これらの習慣をすべて身につける必要はありません。まずは自分にとって取り入れやすいものから、少しずつ始めていきましょう。

目を閉じるだけで睡眠効果がある

「寝なければ」と思うほど、眠れなくなる。

これは誰もが経験したことのあるジレンマです。特に「あの人」のことが気になる時期は、このジレンマに陥りやすくなります。

そこで、以下のような工夫を試してみてください。

1、「眠れなくても大丈夫」と考える

完璧な睡眠を目指さない。たまには眠れない夜があっても、それは自然なことです。

2、布団に入る時間を決める

眠くなくても、決めた時間に布団に入る。目を瞑《つぶ》っているだけでも睡眠効果があります。

3、眠れないときのリラックス法を見つける

・静かな音楽を聴く
・呼吸を整える
・アロマの香りを楽しむ
・肩や股関節のストレッチを行う

など、自分なりのリラックス法を見つけましょう。

睡眠は「あの人」を消すチャンス

「眠れない」時間も、実は大切な「眠りの準備時間」として活用できます。

眠れないとき、私たちは「早く眠らなければ」と焦りがちですが、その焦りこそがさらなる不眠を引き起こす原因になっています。

「眠れないなら、眠れないでいい」

そう考えてみましょう。眠れない時間も、脳と体を休める大切な時間として捉えるのです。「眠れなくても、横になって休んでいれば、それだけでも回復につながっている」と考えると、不思議と心が楽になります。

夜の「あの人」との付き合い方も、同じです。

思い出したからといって、すぐに追い払おうとする必要はありません。**「今は、あの人のことが思い浮かんでいるな」と、自分を天井から見ているように第三者目線で観察する。**

執着せず、かといって無理に忘れようともしない。

「眠れない夜もある」
「あの人のことを思い出すときもある」

それも人生の一コマとして受け入れていく。そんなしなやかな態度が、結果的には良質な睡眠につながっていきます。

睡眠は、「あの人」との関係を変えていく大切な鍵。

だからこそ、「眠れないこと」に一喜一憂せず、ゆったりとした気持ちで夜を過ごしてみてはいかがでしょうか。

この章のまとめ

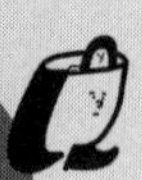

脳は夜になると感情を整理する。

「あの人」の影響力を強める睡眠と、
弱める睡眠がある。

休日に寝だめをしてはいけない。

毎日同じ時刻に起きることを心がける。

良質な睡眠は
「あの人」を脳から消すチャンス。

第6章

イライラ知らずになる5つの脳トレ

扁桃体を落ち着かせる5つの脳トレ

私たちの扁桃体は、「あの人」に対して過剰に反応しがちです。しかし、脳科学の研究によって、この反応を適切にコントロールできることがわかってきました。

特に注目したいのは、扁桃体の反応を穏やかにする方法が、科学的に実証されてきたことです。以下の5つの方法は、いずれも研究によってその効果が確認されています。

1、「4-7-8呼吸法」で扁桃体を落ち着かせる

最も手軽で効果的なのが、アメリカの医師アンドリュー・ワイル博士が提唱した「4-7-8呼吸法」です。この呼吸法は、扁桃体の過剰な反応を素早く抑え、副交感神経を活性化する効果が科学的に確認されています。

「4-7-8呼吸法」とはその名の通り、

・4秒かけて鼻からゆっくり息を吸う

・7秒息を止める
・8秒かけて口からゆっくり息を吐く

4秒－7秒－8秒の呼吸法です。もう少し詳しい手順は以下の通りです。

①**準備**　姿勢を整え、まず鼻から静かに息を吐きます。このとき、肺の中の空気を完全に吐き切ることを意識しましょう。

②**吸う**　鼻から4秒かけてゆっくりと息を吸います。このとき、お腹が膨らむように意識すると、より深い呼吸ができます。

③**止める**　吸い込んだ息を7秒止めます。肩や顔の筋肉をリラックスさせ、ただ息を止めている感覚に集中します。

④**吐く**　口を軽く開けて8秒かけて、「ふーっ」という音を立てながらゆっくりと息を吐き出します。

これを1セットとして、3～4回繰り返します。やってみるとわかりますが、普段「吸う」ことは意識にありますが、「吐く」ことにはあまり意識がなく、「長く吐く」ことの難しさを実感するはずです。

しかし、「呼吸」という文字の最初にきているのは「呼」。息を吐くことを意味します。それくらい「吐く」ということは大切なことなのです。

この呼吸法の効果は以下の通りです。

・**リラックス効果**　副交感神経が優位になり、心拍や血圧が安定する
・**不安や緊張の軽減**　「あの人」への過剰な反応が和らぐ
・**寝つきの改善**　夜「あの人」のことを考えて眠れないときにも効果的

最初は息を止めたり、長く吐き出したりするのが難しく感じるかもしれません。その場合は、無理のない範囲で始め、徐々に理想的な秒数に近づけていけば良いでしょう。慣れてきたら回数を増やしても構いません。

大切なのは、継続して行うことです。

2、「マインドフルネス」で扁桃体を整える

マインドフルネスとは、今この瞬間の自分の感覚や思考、感情に意識を向ける「気づき」の練習です。もともとは仏教の瞑想法に由来しますが、現在では科学的な効果が実証された心のケア方法として、世界中で実践されています。

扁桃体の過剰な反応を抑える効果が注目されており、「あの人」への感情的な反応を和らげるのに役立ちます。以下の3つから実践してみましょう。

①マインドフルネス呼吸法（5分から始める）

・静かな場所で楽な姿勢をとる
・呼吸が入ってくる感覚、出ていく感覚に意識を向ける
・思考が浮かんでも、それを責めたり否定したりせず、ただ観察する
・ゆったりとした呼吸に意識を集中する

「あの人」のことを考えてしまっていると気づいたら、それも「ああ、今そういう考えが浮かんでいるんだな」と冷静にただ観察してみましょう。考えを追い払おうとせず、あるがままに認めることが大切です。

②ボディスキャン（寝る前10分がおすすめ）

・仰向けになって目を閉じ、体の各部位（頭、首、肩、胸、背中、腰、お尻、太もも、膝、ふくらはぎ、足首、つま先）に順番に意識を向ける
・頭からつま先までで、緊張している部位を見つける
・緊張している部位を意識して、そこにゆっくり息を送り込むようなイメージでリラックスさせていく

「あの人」のことで緊張が体に溜まっているとき、この方法が特に効果的です。体のどこに緊張があるかに気づくことで、無自覚な緊張から解放されていきます。

③歩くマインドフルネス（通勤時などに）

・歩くペースを少しゆっくりにする
・足の裏が地面に触れる感覚に意識を向ける
・周りの音や景色も、評価せずに観察する

ポイントは「評価せず、観察する」ということ。目の前を大きな声で話しながら歩いている人がいたら「街中で大きな声を出すなんて！」と評価するのではなく、「大きな声の人がいるな」とただ観察する。古いビルがあったら「地震が来たら大変そうだな」と評価するのではなく、「歴史のあるビルだな」とただ観察する。

「評価」という行為は、自らの感情を揺り動かし、怒りや不安を引き起こします。

そうではなく、「ただ観察する」という方法を身につけることで、「あの人」に対する怒りも落ち着き、たとえ目の前にいたとしても冷静に見られるようになるはずです。

「観察」は、心の平穏をもたらすのです。

ここでマインドフルネスを続ける効果をまとめておきます。

・ストレスホルモンの分泌が抑えられる
・感情的な反応が穏やかになる
・「あの人」への過剰な反応が減る
・睡眠の質が改善する

マインドフルネスは、いつ行っても構いません。

朝起きたときに行うとその日一日を穏やかに過ごせる効果があります。心を落ち着かせるために「あの人」に会う前に行ってもいいし、夜寝る前に行うと一日の雑念を手放し、良質な睡眠につながるでしょう。

3、「軽い運動」で扁桃体を穏やかにする

「あの人」のことを考えすぎてしまうとき、体を動かすことも効果的です。研究によって、軽い運動には扁桃体の過剰な反応を抑える効果があることがわかっています。

これは、運動によって脳内で「気分を安定させるホルモン」であるエンドルフィンやセ

ロトニンの分泌が促されるためです。同時に、ストレスホルモンであるコルチゾールの分泌も抑えられます。

さらに、運動は前頭前皮質（理性的な判断を担う部分）を活性化させ、扁桃体の過剰な活動を抑える効果もあります。

特に以下のような運動が手軽でおすすめです。

①お手軽ウォーキング

・隙間時間に大股で５分程度歩く
・早朝や夕方に15〜20分程度行う
・公園や森、海など自然のある場所がベスト
・深い呼吸をしながら歩く

②簡単なストレッチ

・デスクワークの合間に行う

・肩回し、首、股関節のストレッチなど簡単なもので十分
・深い呼吸と組み合わせる

③ヨガ

・椅子に座ったままでもＯＫ
・背筋を伸ばすヨガを行う
・肩の力を抜くヨガを行う

これらの運動は、「あの人」と会う前や、会ったあとのクールダウンにも活用できます。大切なのは、激しい運動ではなく「ゆっくりと、丁寧に体を動かすこと」。それだけで、扁桃体は穏やかになり、感情も安定していきます。

4、「感謝の練習」で扁桃体を前向きにする

扁桃体の反応を穏やかにする方法として、注目されているのが「感謝の練習」です。感

謝の気持ちを持つことで、脳内のドーパミンやセロトニンといった**「幸福ホルモン」**の分泌が促され、扁桃体の過剰な反応が間接的に抑えられていくことが期待されています。

「感謝の練習」は、特定の誰かが発明したものではなく、昔から宗教や心理療法の中で使われてきたものです。ですが、現代になって「ポジティブ心理学」の分野で科学的にその効果が研究され、広く実践されるようになりました。ポジティブ心理学とは、科学的に人間の幸せやウェルビーイング（持続的な幸福）を研究する学問のことです。

この練習法の効果を科学的に明らかにした代表的な研究者には、ペンシルベニア大学のマーティン・セリグマン博士とカリフォルニア大学デイビス校のロバート・エモンズ博士がいます。セリグマン博士は、毎日感謝することを書き出す**「感謝の日記」**をつけると、幸福感が高まり、心が健康になることを示しました。

また、エモンズ博士も**「感謝することが心や体に良い影響を与える」**という研究をたくさん行い、その効果を明らかにしています。

具体的な実践法は、以下の3つです。

「ありがとう日記」をつける

毎日、その日に感謝したことを3つ書き出します。「あの人」のことで嫌な出来事があった日でも、必ず良かったことは見つかるはずです。たとえば、

・同僚が笑顔で挨拶してくれた
・おいしいコーヒーを飲めた
・電車の座席が空いていた

など、些細なことで構いません。それらを書き出すことで幸福感が高まるはずです。

感謝を伝える

身近な人に、感謝の言葉を直接伝えてみましょう。「ありがとう」という言葉には、関係性を良好にし、自分の気持ちも落ち着かせる効果があります。

アメリカとカナダには「感謝祭（Thanksgiving Day）」という祝日もあるほどです。この起源は、17世紀にアメリカ大陸に上陸したピルグリムたちが、初めて収穫した作物を神に感謝したことに由来しています。

時折、患者さんから「菅原先生、私、何も感謝することがない日がよくあるんです」と

ご相談を受けるのですが、そんなときは「今日一日、生きて過ごせたことは素晴らしい経験でした。感謝」でもいいのです。だって、生きてるって、かけがえのないことですから。

寝る前に感謝タイムを

就寝前に、その日あった「良かったこと」を3つ思い出します。「あの人」との関係で嫌なことがあっても、それ以外の場面で起きた良いことに目を向け、感謝することで、より穏やかな気持ちで眠りにつけます。これらを毎日続けることで、「あの人」への否定的な感情に振り回されにくくなり、より安定した心の状態を保てるようになっていきます。

5、「生活習慣」で扁桃体を安定させる

私たちの扁桃体の活動は、脳内の様々な神経伝達物質によって影響を受けています。特にセロトニン、ノルアドレナリン、GABAといった物質は、扁桃体の働きに影響を与えることがわかっています。

それぞれの物質には、以下のような役割があります。

セロトニン

扁桃体の過剰な反応を
抑制し、感情を
安定させる

**ノル
アドレナリン**

ストレス反応や覚醒に
関わり、緊急時の
反応を促す

GABA

扁桃体の
過剰な活動を鎮める

これらの物質のバランスが整っているとき、扁桃体は適切な感情反応を示します。しかし、ストレスや疲れが蓄積すると、このバランスが崩れやすくなります。その結果、「あの人」に対して過剰に反応する状態に陥ってしまうのです。

これらの神経伝達物質のバランスを整えるために、日常生活で次のようなことを心がけてください。

①規則正しい生活リズム

・決まった時間に起床、就寝
・バランスの良い食事
・適度な運動習慣

②ストレス解消法を持つ

・趣味の時間を確保する
・自然の中で過ごす
・心地よい音楽を聴く

③良質な休息をとる

・十分な睡眠時間の確保
・昼休みの有効活用
・週末のリフレッシュ

これらの習慣を続けることで、脳内の神経伝達物質のバランスが整い、扁桃体の反応も安定していきます。

その結果、「あの人」への過剰な反応も自然と落ち着いていくことでしょう。良い生活リズムは、心の健康を作るのです。

この章のまとめ

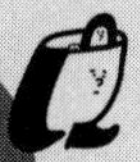

5つの脳トレで扁桃体を落ち着かせる

1、 4-7-8 呼吸法
2、 マインドフルネス
3、 軽い運動
4、 感謝の練習
5、 生活習慣

第7章

実践！
困った「あの人」への対処法

ケース①「ミスを指摘された上司」への対処法

「部長の声が聞こえるだけで、心臓がバクバクしてしまうんです」

中村さん（39歳・男性）は、そう打ち明けました。新しい部長が着任してから1年。些細なミスを他のメンバーの前で指摘されたことをきっかけに、彼は部長のことがとても苦手になりました。

パワハラというほどのことではなく、周囲のメンバーからは「気にしないで平気だよ」と声をかけられるものの、中村さんにとってはとても大きなことでした。

ミスを指摘された上司に対して、扁桃体が過剰に反応してしまうのは自然なことです。

なぜなら、私たちの生存を脅かす存在として認識されるからです。

しかし、この反応が続くことで、以下のような悪循環に陥りやすくなります。

・上司の声を聞いただけで緊張したり、手が震えたりする
・ミスを恐れるあまり、普段の実力も発揮できない
・帰宅後も上司のことが頭から離れない
・眠れない日が続き、さらにパフォーマンスが低下する

では、このような状況で、扁桃体の反応をコントロールするには、どうすれば良いのでしょうか。第3章で紹介した**「映画化テクニック」**（74P参照）と**「身体化テクニック」**（89P参照）の組み合わせが、特に効果的です。

帰宅後、上司との出来事が頭をグルグル回り始めたら、まず深い呼吸をしながら、その場面を映画のワンシーンとして客観的に見てみます。あたかもスクリーンに映し出された映像のように、少し距離を置いて眺めるのです。

次に、自分の体の状態に意識を向けます。肩に力が入っているなら緩め、呼吸が浅くなっていれば深くする。これだけのシンプルな実践で、扁桃体の興奮は徐々に落ち着いていきます。

さらに、第6章で紹介したＧＡＢＡの働きを高めましょう。ＧＡＢＡとは、脳を落ち着かせる働きを持つ神経伝達物質で、特に扁桃体の過剰な活動を抑える効果があります。**「夜、ぬるめのお風呂にゆっくりつかる」**ことで、このＧＡＢＡの活性化を促すことができます。その日のうちに扁桃体を落ち着かせることで、翌日への影響も最小限に抑えられます。

中村さんは、この方法を実践して2週間ほどで変化を感じ始めました。

「映画を観るような気持ちで、部長のことを考えられるようになったんです。体の緊張にも気づきやすくなって、自分でほぐせるようになりました」

このように、ミスを指摘された上司のことが苦手になったときは、扁桃体に働きかける具体的な方法を実践することが大切です。

相手を変えることはできなくても、自分の反応は科学的にコントロールできるのです。

ケース②「言うことを聞かない後輩」への対処法

「先輩の言うことは聞けないです。僕のやり方のほうが効率的なので」

システム開発会社の新入社員の村田くんは、そう言い切りました。確かに彼は優秀です。プログラミングの知識も豊富で、処理速度を上げることには長《た》けています。しかし、チームで働く上で大切なコードの読みやすさについては、まったく耳を貸そうとしません。

田中さん（35歳・男性）は途方に暮れていました。

「指導係として責任があるのに、まったく話を聞いてくれない。彼の態度を見るだけで腹が立って、家に帰ってからもずっとイライラしてるんです」

まったく言うことを聞かない後輩に対して扁桃体が反応するのは、当然のことです。しかし、それに振り回されていては、本来の指導もできません。

この状況でリラックスするにはどうすれば良いのでしょうか。

第3章で紹介した**「リフレーミング・テクニック」**（80P参照）が効果的です。これは、物事の見方を変えることで、扁桃体の反応を和らげる方法です。

たとえば、**「生意気な後輩」という見方を、「技術と情熱がある若手」という見方に変えてみる。**すると、感情的な反応が抑えられやすくなります。

また、第6章で紹介したセロトニンの活用も有効です。セロトニンは感情を安定させる神経伝達物質。昼休みの**「5分間ウォーキング」**など、軽い運動を日課にすることで、このセロトニンの分泌が促されます。すると、落ち着いた状態で後輩と向き合えるようになるはずです。

田中さんは、この方法を実践してみました。

「彼の『こだわり』を、『可能性』として捉え直すようにしたんです。すると不思議と、彼の話にも耳を傾けられるようになりました。この間、『先輩の意見も取り入れてみました』と言ってきてくれました」

このように、言うことを聞かない後輩に悩まされているときは、「リフレーミング」によってまず自分の見方を変えることから始めてください。相手にもそれが伝わると、関係性が良好になっていくかもしれません。

ケース③「仲間はずれにされている」ときの対処法

「保育園のママ友である吉岡さんが、私のことを嫌っているんです」

小林さん（35歳・女性）は、肩を落としました。保育園の行事の準備をする際、運営委員の吉岡さんから「これ、お願いできますか？」と一方的に仕事を振られる。でも、彼女は他のママたちとは楽しそうに話している。ＬＩＮＥグループでも、自分の発言だけが流されているような気がする。

「きっと私のことを嫌っている。送り迎えの時間が本当に憂鬱でした」

このように感じるのは、扁桃体が「仲間から拒絶される」という状況を危険な信号として捉えるためです。そして一度そう感じ始めると、相手の何気ない言動も「やっぱり」と感じてしまい、悪循環に陥りやすくなります。

第3章で紹介した**「言語化テクニック」**（93P参照）と、第6章で紹介した**「4-7-8呼吸法」**（142P参照）の組み合わせが効果的です。

まず、モヤモヤした不安を「本当にそうなのか？」と言葉にしてみましょう。「具体的にどんな場面で」「実際に何が起きたのか」、事実を整理していくのです。

送り迎えの前には「4-7-8呼吸法」で心を落ち着かせます。冷静な状態で観察すると、意外な発見があるものです。

小林さんは、勇気を出してベテランママに相談してみました。

「『えっ、吉岡さん？　あの人むしろ、あなたを頼りにしてると思うよ。仕事が丁寧だから、信頼してお願いしてるんじゃない？』って。驚きました。考えてみれば確かに嫌われている証拠は、どこにもなかったんです」

このように、ときに私たちは自分の中で「あの人」像を作り上げ、それに振り回されることがあります。一度立ち止まって、本当にそうなのか、事実を見つめ直してみることが大切です。

扁桃体の反応に流されず、実際のコミュニケーションを通じて確かめていく。
それが、不必要な心配から自由になる第一歩となります。

ケース④「素っ気ない夫」への対処法

「いつも聞いているフリだけなんです」

木村さん（37歳・女性）は、深くため息をつきました。仕事での悩み、小学生の息子の学校での心配事……。話しかけても、夫はスマートフォンを見たまま「ふーん、そうか」と素っ気ない返事を続けます。

「真剣に話を聞いて」と何度も伝えました。
でも2年以上、変わる気配はありません。

夫婦の会話といえば、日常的な用件だけ。

自分の気持ちに向き合ってもらえない日々が続き、家に帰るたびに重くのしかかる空気に、木村さんはつねに緊張状態でした。

このように、**最も近い存在が自分に無関心なのは、大きなストレスになります。特に「何度伝えても変わらない」という状況は、無力感と共に、深く傷つきます。**

では、この状況で自分の心を守るにはどうすれば良いでしょうか。

第6章で紹介した**「マインドフルネス」**（145P参照）が特に効果的です。これは、今の自分の感情を観察しながらも、それにとらわれすぎない方法です。

たとえば、夫の素っ気ない反応に傷ついたとき、自らのその感情を「今、悲しさを感じているな」とただ観察してみる。感情を否定せず、かといってそれにのみ込まれることもない。

この実践を続けることで、日常に振り回されにくくなっていきます。

木村さんは、このマインドフルネスを朝と夜の10分ずつ、実践してみることにしました。静かに呼吸をしながら、自分の感情に気づいていく。

すると、少しずつ変化が現れ始めます。

「不思議なんです。夫の態度は何も変わっていないのに、私の中の苦しさが減っていきました。『夫にわかってもらおう』という思いを手放せたからかもしれません。今は仕事の相談を同僚としたり、息子の件は学校のカウンセラーに相談したり。自分の道は自分で切り開いていけると感じられるようになってきたんです」

このように、**パートナーの無関心に悩むときは、まずは自分の心を守ることから始めましょう。相手を変えようとするのではなく、自分の感情との向き合い方を変えていく。**それが、新しい生き方を見つける第一歩となります。

ケース⑤「SNSに振り回される」への対処法

「また、あの人の投稿にイライラしてる自分に気づいて……」

早川さん（29歳・女性）は、スマートフォンを置きました。

SNSを見るたびに目に入る、元同期の華やかな投稿の数々。

海外旅行、おしゃれなカフェ、仲間との楽しそうな写真。

「私の休日なんて、家事と育児だけ。『いいね』を押すたびに、なんだか自分が惨めになって。でも見ないと、仲間から外されそうで不安なんです」

投稿を見て落ち込む。

でも見ないと不安になる。

結果として、何度も確認してしまい、そのたびに心が揺さぶられる。

見たくないのに、見てしまう。

まさに、現代特有の悩みと言えるでしょう。

この場合は、第3章で紹介した「タイムリミット・テクニック」（83P参照）が効果的です。「見ない」という無理な制限ではなく、「いつ」「どれくらい」見るかを決めておく方法です。

たとえば、次のように時間を区切ります。

・SNSのチェックは一日2回まで
・1回の閲覧時間は10分以内（スマホのタイマー機能を活用）
・就寝1時間前からは見ない

このようなルールを決めることで、**「またあとで見られる」と安心し、必要以上の反応を示さなくなるものです。**SNSとの付き合い方に適切な「枠」を設けることで、自然と落ち着いていきます。

大切なのは、SNSを否定するのではなく、自分なりの心地よい距離感を見つけること。それが、デジタル時代を生きる私たちの新しいスキルと言えるかもしれません。

脳から消すと希望にあふれる

ここまで、5つの具体的なケースを見てきました。それぞれの状況で扁桃体は反応し、その反応は決して間違ったものではありませんでした。むしろ、私たちの心と体を守るための、正常な警告信号だったのです。

大切なのは、この反応に振り回されないこと。映画化テクニック、リフレーミング・テクニック、言語化テクニック、マインドフルネス、タイムリミット・テクニック――。状況に応じて、適切な方法を選び、実践することで、心は安定していきます。

相手を変えることはできなくても、自分の反応は科学的にコントロールできる。この事実は、私たちに大きな希望をもたらします。なぜなら、それは「あの人」に振り回されない、本来の自分を取り戻せるという確信につながるからです。

では、これらの技術を身につけることで、私たちの人生はどのように変わっていくのでしょうか。最終章では、その先にある健康的な心の在り方について見ていきましょう。

第8章

人生で一番大切なことは何か？

気づけば心を育てていた

「気づいたんです。この方法は、単なる対処法以上のものだったんだって」

本書の技術を実践してきた多くの人がこう言います。
最初は「あの人」のことで悩まなくなりたい、ただそれだけの理由で始めたはずでした。
でも――。

「呼吸」を意識する習慣がついてきたら、日々の小さな変化に気づけるようになっていく。
電車で座れたこと、空が綺麗だったこと、誰かが声をかけてくれたこと。そんな何気ない出来事が、少しずつ心に染みるようになってきたのです。

「マインドフルネス」を実践し始めた人は、周りの景色が鮮やかに見えるようになったと言います。「感謝の習慣」を続けた人は、人とのつながりがより温かく感じられるようになりました。運動を日課にした人は、心と体の余裕が、自然と前向きな発想につながっていくことに気がついたのです。

皆さんに共通するのは、「自分の心を守るために始めた方法が、実は心を育てる方法でもあった」という気づきです。

つまり、これらの技術は単なる防衛手段ではありません。より健康的に、より豊かに生きるための扉を開く鍵なのです。

その鍵がどのように私たちの人生を変えていくのか。もう少し見ていきましょう。

自分が穏やかだと相手の心が見える

私たちが日常に取り入れた新しい習慣は、思いがけない変化をもたらしていきます。

たとえば、呼吸を意識する習慣。「あの人」への緊張を和らげるために始めたはずが、電車での通勤時間が、自分と向き合う大切な時間に変わっていきます。深いゆっくりとした呼吸は、否定的な感情を手放すだけでなく、新しい一日への期待を育んでくれます。

運動習慣も同様です。心を落ち着かせるために始めた散歩が、季節の移ろいを感じる楽しみとなり、新しい発見の時間となっていく。知らず知らずのうちに、人生の視野が広がっているのです。

大切なのは、これらの変化を受け入れ、育んでいくこと。

なぜなら、それは私たちの人生をより豊かにしてくれる贈り物だからです。

このように、心が整っていくことで、私たちの日常は確実に変化していきます。

仕事への向き合い方も変わってきます。「あの人」のことで頭がいっぱいだった時間が、目の前の課題に集中できる時間に変わる。これは、心の安定が前頭葉（思考や判断を担う脳の部分）の働きを活発にするためです。前頭葉が活性化すると、より創造的な発想が生まれ、的確な判断ができるようになります。

家族との時間も、より豊かになっていくはずです。子どもの話に耳を傾けられる、配偶者の些細な変化に気づける。

心が穏やかなとき、私たちの脳は「今、ここ」での体験をより鮮やかに感じ取ることができます。

最大の変化は、人との関係に現れるのです。

以前なら気になって仕方なかった「あの人」の言動も、心に余裕があれば「この人にもいろいろな事情があるのかもしれない」と想像できるようになる。これは、穏やかな心の状態が、他者への共感力を高めるからです。

実際、心が落ち着いているときは、相手の表情やしぐさから気持ちを読み取る能力が高まることがわかっています。

ハーバード大学が解明した「人生で一番大切なこと」

私たちの心が健康になっていくとき、興味深い変化が起こります。それは、人とのつながりがより温かく、より深いものになっていくという変化です。

この変化の重要性は、世界で最も長期にわたる幸福の研究によって裏付けられています。

1938年、ハーバード大学の研究チームは、「何が人を幸せにするのか」を解明するための壮大なプロジェクトを開始しました。このプロジェクトでは、ハーバード大学の学生268人と、ボストンの低所得地域に住む若者456人の、合計724人の人生を追跡することになります。

以来85年以上、研究チームは彼らの人生を細かく記録してきました。

健康診断、脳のスキャン、血液検査。

そして何より重要なのが、本人や家族へのインタビューです。結婚生活、職業、日々の習慣。あらゆる角度から、幸せな人生の要素を探っていったのです。

そしてこの研究は、私たちの常識を覆す結論に至ります。

幸せな人生を決定づける最大の要因。

それは、お金でも、名声でも、社会的な成功でもありませんでした。

研究を率いたロバート・ウォールディンガー博士はこう語ります。

「85年にわたる追跡調査が教えてくれたのは、良好な人間関係こそが私たちを幸せで健康にする、という事実です」

実際、研究データは興味深い事実を示していました。良好な人間関係を持つ人々は、そうでない人に比べて次のような結果が出ました。

・より長生きである
・記憶力が長く保たれる
・ストレスからの回復が早い
・認知機能の低下が遅い

特に注目すべきは、「良好な人間関係」は脳に良い影響を与える、という発見です。信頼できる人々との関係があると、脳は活性化され、認知症などのリスクも低減されることがわかったのです。

では、なぜこの研究が、私たちにとってこれほど重要なのでしょうか。

それは、「あの人」への対処法として始めた私たちの実践が、結果として人間関係の質を高めることにつながっていたからです。

心に余裕ができることで他者への共感力が育まれ、穏やかな態度が周囲との信頼関係を育てる。

その積み重ねこそが、より豊かな人間関係を築いていくのです。

つまり、「あの人」を脳から消す技術は、単にストレスを減らすだけでなく、より幸せな人生への扉を開く鍵となるのです。なぜなら、それは良好な人間関係を育む土台となる、心の健康をもたらしてくれるからです。

「あの人」が心を開いてくれる瞬間

心の健康は、私たちの人間関係を驚くほど豊かに変えていきます。

たとえば会話が変わります。

以前なら相手の話を聞きながらも、自分の返答を考えることに必死だった。でも今は、相手の言葉の背景にある気持ちにも、自然と想いを巡らせることができる。すると会話は深みを増し、お互いの理解も深まっていきます。

自分の感情との付き合い方も変わります。

誰かの何気ない一言に傷ついても、その感情にのみ込まれることが少なくなる。むしろ「この人にもいろいろな事情があるのかもしれない」と、想像力を働かせることができるようになります。

すると不思議なことが起きます。

こちらが心を開くと、相手も心を開いてくれる。
こちらに余裕があると、相手との関係にも自然と余裕が生まれる。

そして、小さな信頼関係が、少しずつ、でも確実に積み重なっていくのです。

ハーバード大学のウォールディンガー博士の言葉が、ここで深い意味を持って響いてきます。

「良好な人間関係こそが、私たちを幸せで健康にするのです」

そう、私たちが「あの人対策」として始めた実践は、結果として人生最大の幸福要因を育んでいたのです。心の健康は、良好な人間関係という贈り物を私たちにもたらしてくれました。

自分らしく生きていく

私たちは今、大きな発見をしました。

「あの人」から心を守るために始めた実践が、実は人生を豊かにする大切な財産となっていたこと。そして、この財産は決して失われることのない、生涯の味方となってくれることを。

呼吸を意識する習慣、心を見つめる時間、感謝の気持ちを探す日々。

これらは、ストレス社会を生きる私たちにとって、かけがえのない道具となります。仕事でのプレッシャー、人間関係のモヤモヤ、将来への不安。そんな様々な課題に対して、私たちはもう、どう向き合えばいいのかを知っているのです。

しかしそれ以上に大切なのは、この実践が「より良い人間関係」という贈り物をもたらしてくれることです。85年以上にわたる研究が教えてくれたように、これこそが、幸せな人生への確かな道筋なのです。

「あの人」に振り回されず、本来の自分らしく生きていく。

そんな生き方は、決して遠い理想ではありません。

むしろ、あなたはすでにその一歩を踏み出しています。この本で紹介した方法を実践し始めたときから、あなたの人生は、より健康で豊かな方向に歩み始めています。

これは終わりではなく、新しい始まりなのです。

より深い人とのつながりに恵まれ、より温かな日常に満たされ、そして何より、あなたらしく生きていける人生。

その扉は、すでにあなたの目の前に開かれています。

エピローグ

あなたの心が
晴れますように

脳神経外科医として30年以上、私は多くの患者さんの「あの人」による症状を見てきました。頭痛、めまい、不眠、様々な体調不良。検査をしても特に異常は見つからない。でも、確かに症状は実在する。

そんな方々と向き合う中で、私はひとつの確信を持つようになりました。

これは決して特別な症状ではない。

むしろ、現代社会に生きる私たちの多くが直面している課題なのだと。

以前、『すぐやる脳』という本で、「なかなか行動できない」という悩みに対して、脳科学的なアプローチを提案させていただきました。おかげさまで多くの方々に読んでいただき、「脳の仕組みを知ることで、行動が変わった」という声をたくさんいただきました。

その経験は、「あの人」の問題にも通じるものがあると気づかせてくれました。つまり、脳の仕組みを理解し、それに基づいたアプローチをとることで、必ず変化は起こせるのだと。

特に私が注目したのは、

「脳は覚えるよりも、忘れるほうが難しい」

という特性でした。

この特性は、人類の長い進化の過程で培われてきた重要な機能です。危険な場所や警戒すべき相手を記憶し続けることは、私たちの祖先の生存に不可欠でした。

しかし現代社会において、この「忘れられない脳」の特性が、ときとして重荷になることがあります。些細な出来事が長く心に残り、必要以上の警戒心が日常を覆い、結果として心身に様々な影響を及ぼしていく。

診察室で出会う患者さんたちの多くは、最初こう語ります。

「気にしないようにって言われても……」

「忘れられたらそれに越したことはないんですけど……」

「私の心が弱いのでしょうか」

いいえ、決してそうではありません。脳が反応してしまうのは、むしろ正常な状態なのです。大切なのは、その反応と上手に付き合っていく方法を見つけることです。

診察室での会話は、いつも同じような展開を見せます。最初は半信半疑の表情で「本当に変われるのでしょうか」と問いかけてこられる方も、呼吸を意識することから始めて、少しずつ自分の心と向き合う習慣をつけていく。

すると、ある日突然「先生、最近気づいたんです」と、表情を輝かせて語り始める。その変化は、決して劇的なものではありません。むしろ、日々の小さな気づきの積み重ねなのです。

「電車で見る景色が、少し鮮やかに見えるようになった」
「同僚の声が、以前ほど気にならなくなってきた」
「夜、静かな部屋で深呼吸をする時間が好きになった」
「一人でいることが怖くなくなってきた」

そんな小さな変化の一つひとつが、やがて大きな潮流となって、その人の人生を変えていく。医療の世界に30年以上いて、私はそんな光景を何度も目にしてきました。

この変化の可能性を、より多くの方に知っていただきたい。そんな想いで、この本を書きました。

人生には、ときとして「あの人」という厄介な存在が現れます。

でも、それに振り回される必要はありません。

あなたの脳は、あなたのものです。

他の誰かへのストレスで、あなたの大切な脳を埋め尽くす必要などないのです。

科学的な理解と、適切なアプローチがあれば、必ず道は開けます。

この本が、あなたの新しい一歩を支える道しるべとなりますように。

菅原道仁

ブックデザイン　鈴木大輔（ソウルデザイン）
イラスト　秦透哉
校閲　鷗来堂
編集　黒川精一（サンマーク出版）

［著者］

菅原道仁

（すがわら・みちひと）

現役脳神経外科医。1970年生まれ。杏林大学医学部卒業後、クモ膜下出血や脳梗塞などの緊急脳疾患を専門として国立国際医療研究センターに勤務。2000年、救急から在宅まで一貫した医療を提供できる医療システムの構築を目指し、脳神経外科専門の八王子市・北原国際病院に15年間勤務し、日々緊急対応に明け暮れる。その後、2015年6月に菅原脳神経外科クリニック（東京都八王子市）、2019年10月に菅原クリニック 東京脳ドック（港区・赤坂）を開院。その診療経験をもとに「人生目標から考える医療」のスタイルを確立し、心や生き方までをサポートする医療を行う。脳のしくみについてのわかりやすい解説は好評で、テレビ出演多数。著書に『すぐやる脳』（小社刊）、『そのお金のムダづかい、やめられます』（文響社）、『成功する人は心配性』（かんき出版）、『成功の食事法』（ポプラ社）などがある。

あの人を、
脳から消す技術

2025年4月18日　初版発行
2025年6月30日　第5刷発行

著者　菅原道仁
発行人　黒川精一
発行所　株式会社サンマーク出版
〒169-0074 東京都新宿区北新宿 2-21-1
電話 03-5348-7800

印刷　株式会社暁印刷
製本　株式会社若林製本工場

ISBN978-4-7631-4216-0 C0036

ホームページ　https://www.sunmark.co.jp